医学病例集系列丛书

NEIKE BINGLI JINGXUAN

内科病例精选

主编　汤建武　李桂芳　刘红霞
　　　张　伟　肖　云　周伶俐

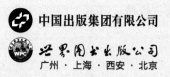

中国出版集团有限公司

世界图书出版公司

广州·上海·西安·北京

图书在版编目（CIP）数据

内科病例精选 / 汤建武等主编. -- 广州：世界图书
出版广东有限公司，2024.12. -- ISBN 978-7-5232-
1911-9

Ⅰ．R5

中国国家版本馆CIP数据核字第2025GJ5506号

书　　名	内科病例精选
	NEIKE BINGLI JINGXUAN
主　　编	汤建武　李桂芳　刘红霞　张　伟　肖　云　周伶俐
责任编辑	刘　旭　曾跃香
责任技编	刘上锦
装帧设计	米非米
出版发行	世界图书出版有限公司　世界图书出版广东有限公司
地　　址	广州市海珠区新港西路大江冲25号
邮　　编	510300
电　　话	（020）84460408
网　　址	http://www.gdst.com.cn
邮　　箱	wpc_gdst@163.com
经　　销	新华书店
印　　刷	广州小明数码印刷有限公司
开　　本	787 mm × 1 092 mm　1/16
印　　张	14.75
字　　数	512千字
版　　次	2024年12月第1版　2024年12月第1次印刷
国际书号	ISBN 978-7-5232-1911-9
定　　价	148.00元

前言
Foreword

  由于医学科学技术的迅猛发展，医疗技术水平的不断深入，人们对疾病的认识也在不断提高，医学知识浩如烟海，新理论、新技术层出不穷，要在短时间内掌握大量实用的临床医学知识并非易事，因此，为紧跟医学发展的步伐，熟练掌握常见内科疾病最新的诊断和治疗技术，临床医师必须不断学习。

  本书内容翔实，突出临床实用性，具体包括呼吸内科、心血管内科、消化内科、神经内科、内分泌科、肾内科等典型病例。本书的编写力求做到定义准确、概念清楚、结构严谨、层次分明，从临床实际出发，重点突出诊断与治疗的先进性和实用性，优化临床思维，可作为医学院校学生和基层医生学习之用。

  在编写过程中，由于编者较多，写作方式和文笔风格不一，又加上水平有限，书中若有疏漏和不足之处，望广大读者提出宝贵意见和建议。

编　者

目 录
Ⓒontents

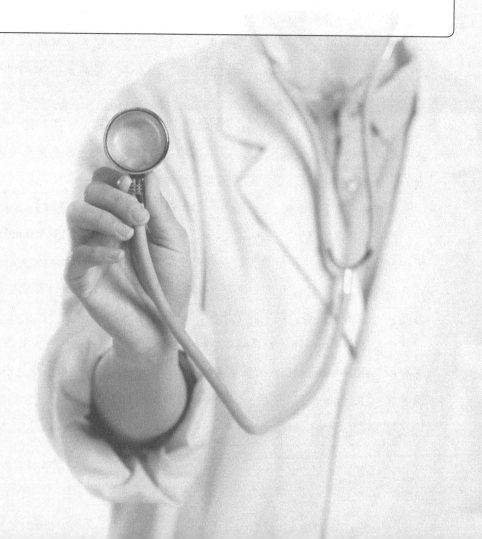

第一章

呼吸内科病例精选

病例 **1** 呼吸衰竭

一、病例简介

患者，女，61岁，农民，2023年5月8日入院。

主诉：发热5d，憋喘2d。

现病史：患者5d前无明显诱因地出现发热、恶心未呕吐、嗜睡，最高体温39.2℃，口服布洛芬片2d后体温降至正常，就诊于当地卫生室给予"病毒唑"、抑酸护胃（具体药物不详）药物输液治疗，近2d出现憋喘，遂来我科。

既往史：2型糖尿病史3年余，平日口服"二甲双胍片、格列齐特片"控制血糖，监测血糖多在20mmol/L左右。高血压史10余年，最高血压200/100mmHg，平日口服厄贝沙坦。

个人史：无疫区、疫情、疫水接触史，无牧区、矿山、高氟区、低碘区居住史，无化学性物质、放射性物质、有毒物质接触史，无吸毒史，无冶游史，无吸烟、饮酒史，育有1女1子，配偶及儿女身体健康。

家族史：有1个姐姐、2个弟弟，均体健，家族中无类似患者。否认遗传病史。

检查：体温36.5℃，脉搏78次/分，呼吸17次/分，血压134/83mmHg，经皮氧饱和80%，神志清楚，精神差，双肺呼吸音低，未闻及干、湿性啰音，右下肺未闻及呼吸音。心音尚有力，心律齐，各瓣膜听诊区未闻及杂音。腹软，肝脾肋下未触及，无压痛反跳痛，双下肢无水肿。胸部CT：右肺上叶及下叶炎症、实变，建议治疗后复查；纵隔稍大淋巴结；右侧胸腔少量积液；冠脉走行区高密度影。血气分析：氧分压：60mmHg，二氧化碳分压：24mmHg，实际碳酸氢根：13.90mmol/L，葡萄糖：18.60mmol/L，乳酸：2.40mmol/L，钾：3.70mmol/L。

> 诊断 ①呼吸衰竭。②肺部感染。③2型糖尿病。④高血压3级。

二、诊疗经过

持续经鼻高流量湿化氧疗，吸氧浓度为80%，流速为35L/min，经皮血氧饱和度维持在95%左右，间断活动后整喘，需向家属详细沟通病情及预后，追问病史患者家中饲养鸽子，结合患者目前存在大叶性肺炎，肺不张，且体温及感染指标升高不明显，现不能排除鹦鹉热衣原体感染可能，加用多西环素。

2023年5月8日纤维支气管镜检查，右下叶支气管内可见大量泡沫痰，部分贴壁，灌洗后留检。

2023年5月9日血气分析：二氧化碳分压：29mmHg，吸氧浓度60%，血液酸碱度：7.41，氧分压：87mmHg，钾：3.40mmol/L，钙：1.09mmol/L，乳酸：1.9mmol/L，实际碳酸氢根：18.4mmol/L。

2023年5月11日氧浓度为35%，流速为35L/min，经皮血氧饱和度波动于93%以上。

三、知识拓展

呼吸衰竭患者由于肺通气和换气功能障碍，需采用机械通气维持供氧，并长期卧床静养，导致ICU获得性衰弱（intensive care unit acquired weakness，ICU-AW）发病风险显著升高，衰弱又可导致呼吸功能减退。Buitrago等报道显示虚弱与气管支气管成形术后呼吸系统并发症有关，且最常见为呼吸衰竭，其优势比（odds ratio）为13.1（95% CI：1.7～95.8）。由此可知ICU住院患者呼吸衰竭与衰弱常合并存在并相互影响，是造成患者ICU住院时间延长和预后不良的重要危险因素。

（一）发病机制

1. 免疫紊乱和慢性炎症

老年人群免疫功能常不同程度下降，主要表现为活性免疫细胞数量减少、敏感度降低以及比例改变，Nevalainen等研究认为由于机体功能减退，CD27-IgD-B

细胞亚群在90岁以上人群中可产生强烈促炎作用。免疫紊乱和慢性炎症是引起衰弱的重要因素,免疫系统老化可诱导IL-6等促炎因子表达,长期刺激可通过氧化应激等途径造成肌肉萎缩和骨质疏松,从而导致衰老发生和进展。此外,抗炎因子IL-10也与衰弱有关,Westbrook等建立小鼠模型进行研究显示IL-10tm可能通过影响激素分泌、脂肪质量及能量代谢等途径导致虚弱发生。有基因水平研究发现炎症信号通路与虚弱的关系可能受遗传调控,Ipson等研究证实虚弱老年人群血浆中有miR-10a-3p、miR-92a-3p、miR-185-3p、miR-194-5p、miR-326、miR-532-5p、miR-576-5p和miR-760等共8种外来体衍生microRNA富集,并分析认为这些miRNAs通过改变细胞行为导致虚弱。

2. 神经内分泌失调

神经内分泌在调控肌肉生长和维持肌肉功能方面发挥重要作用,既往研究表明胰岛素样生长因子1(Insulin-like growth factor 1,IGF-1)、皮质醇(cortisol,Cor)及脱氢表雄酮(dehydroepiandrosterone,DHEA)等激素均可参与调节肌肉代谢,且其表达水平异常与衰弱存在密切联系。此外神经内分泌失调还可诱导氧化应激和慢性炎症,既往文献报道肾素-血管紧张素-醛固酮系统(renin angiotensin aldosterone system,RAAS)激活可诱导线粒体中活性氧蓄积,不仅引起骨骼肌萎缩,同时还能导致心肌肥厚和纤维化,促进衰弱发生。老年人群神经内分泌功能逐渐减退,呼吸衰竭患者ICU住院期间应用麻醉药物或激素进行治疗可进一步导致神经纤维兴奋性降低,直接影响神经-肌肉收缩偶联,内分泌功能也可出现明显异常,累及甲状腺轴、生长激素轴和肾上腺轴等,并对患者体能恢复造成影响。由于神经内分泌活动在维持机体生理功能中的作用极为复杂,因此神经内分泌异常对衰弱的作用机制尚未完全明确,可能涉及免疫调节、炎症反应和能量代谢等多个环节,还需要更多研究分别进行讨论。

3. 营养摄取不足或代谢障碍

老年呼吸衰竭患者能量代谢障碍大致包括摄取不足和代谢异常两个方面,前者主要与ICU住院期间进食困难导致肠道菌群移位和功能失调有关,既往研究表明早期肠内营养(early enteral nutrition,EEN)是ICU机械通气患者营养支持首选方案，容易引起误吸、胃潴留或腹泻等并发症，肠道菌群移位和代谢产物变化也可影响营养吸收，导致营养不良和衰弱发生风险升高。短链脂肪酸（short chain fatty acid，SCFA）为肠道菌群重要代谢产物，不仅有利于维持肠道微生态平衡，保护肠黏膜消化和吸收功能，还可参与调节机体生理代谢。线粒体是机体能量代谢的主要场所，也是氧自由基生成的重要来源，线粒体损伤不仅对骨骼肌和心肌做功造成不利影响，还可引起氧化应激，造成骨骼肌和心肌氧化损伤。Rosenberg等对142例老年呼吸衰竭幸存患者进行研究显示血清生长分化因子-15（growth differentiation factor-15，GDF-15）水平与膈肌和肢体衰弱呈负相关性，而GDF-15为遗传性线粒体肌病的生物学标志物，可见衰弱发生与线粒体功能障碍关系密切。骨骼肌能量代谢障碍是衰弱人群核心特征，不仅可直接导致骨骼肌丢失和功能减退，同时也是引起慢性炎症和氧化应激的重要因素，但其详细原因和机制仍有待继续研究和完善，明确其中关键环节和标志物，并建立有效的干预措施，对衰弱预防和治疗均具有重要意义。

（二）危险因素

老年呼吸衰竭患者衰弱发生机制目前尚未全部清楚，但相关危险因素经大量研究和总结已较为明确，大致可分为人口学特征、生理因素以及心理社会因素等3个方面，其中人口学特征为患者自身条件，可进行干预和控制的空间较小，因此临床关注重点为生理和心理社会因素。Ma等报道显示慢性病、不良生活方式以及活动障碍等为我国老年人群衰弱发生的主要危险因素，由此可见老年呼吸衰竭患者发生衰弱的危险因素与病理机制较为一致，早期识别高危因素，改善通气策略并改善机体氧供和代谢水平，同时预防感染和脓毒血症发生，减轻机体炎症反应水平可能对预防衰弱发生具有积极作用。目前国内外对老年呼吸衰竭患者发生衰弱的心理社会因素研究相对较少，但有学者报道显示抑郁、认知功能障碍以及社会关系等均可能导致老年人群衰弱发生风险增加，而老年呼吸衰竭患者由于日常活动能力减退，心理社会因素对衰弱的影响可能相较普通老年人群更为显著，因此，积极关注患者心理健康和精神状态也是预防衰弱发生的重要措施。

四、讨论分析

呼吸衰竭是临床上较为常见的一种呼吸系统疾病，其在医院老年病科中也是一种最为常见的类型，患者自身的肺通气或是相应的气体交换受到阻碍，同时其临床症状会有一定的表示，比如呼吸频率加快、血氧饱和度以及血氧分压持续恶化。其实就结果而言，呼吸衰竭在临床上不是一种独立的疾病或是症状，会使得大部分患者出现多种器官衰竭的原因有许多种，比如恶性系统性疾病以及全身性疾病抑或是退行性病变继续发展。由此可知，从病理机制而言，呼吸衰竭相对较为复杂，而有研究显示，只有较少数的患者可以完全康复，其他患者中绝大部分的预后均可能会出现不良情况，此病同时也是一种高死亡率的临床疾病。患者自身的基础性的疾病进一步发展到了一定阶段，便会导致其自身出现呼吸衰竭的病症或是相应症状，相关研究显示，是患者的肺功能通常会受到严重的损伤，且可能会出现无法保证肺通气正常的情况，从而容易使得其全身缺氧状况的发生，同时还会有二氧化碳潴留等，因此，需要及时就医治疗。而当前治疗此病，主要是对患者采取辅助通气的方式进行临床治疗，而高流量氧疗无创呼吸湿化治疗仪与无创呼吸机是最为常用的方案；在这无创呼吸机主要是采用部分方法，常采用的便是鼻塞以及面罩等，以此来使得患者的肺泡内压增加，在这之后便可进行辅助通气并利用双水平正压，缩短其体内部的毛细血管和通气弥散之间的交换距离，将其通气的效率实现提高的目的，这主要的目的就是想要改善肺通气和气体交换质量；而高流量氧疗无创呼吸湿化治疗仪相关基本原理与上述原理相似，但其特点是可以有效地避免相应的情况。

病例❷ 重症肺炎

一、病例简介

患者，男，79岁，退休职员，2023年11月4日入院。

主诉：双下肢感觉丧失1月，咳嗽咳痰1周加重发热3d。

现病史：患者于2023年10月底，因"双下肢肢体活动无力"就诊外院，CT示：左肺上叶周围型肺癌，大小约2cm×2.5cm，建议行肺穿刺明确病理。脊柱MRI：颈胸段占位，多考虑星形细胞瘤（弥漫型或者渐变型），食管膜瘤不排除，并脊髓颈胸段脊髓弥漫性水肿。家属拒绝穿刺及进一步检查。1周前患者无诱因出现咳嗽咳黄痰，伴胸闷气短。自行口服抗生素后症状改善不明显，3d前出现发热，最高温度38.5℃，胸闷气短症状加重，为进一步诊疗来急诊，急诊以"细菌性肺炎 呼吸衰竭，肺癌?"收入院。

既往史：2023年9月10日于皮肤科诊断为：①湿疹。②皮肤感染。③高血压。④冠状动脉粥样硬化性心脏病。⑤腰椎间盘突出。既往有"高血压"病史10余年，最高190/100mmHg，现口服"奥美沙坦氢氯噻嗪片1片，1次/日"。10年前行"胆囊切除术"。"陈旧性脑梗死"病史7年，植入脑动脉支架2枚，间断口服"胞磷胆碱钠0.2g"。"冠心病"病史4年，目前口服"单硝酸异山梨酯40mg、阿司匹林100mg、普伐他汀20mg"。"认知障碍"3个月。否认肝炎、结核、疟疾病史，否认糖尿病、精神疾病史，否认输血史，否认食物、药物过敏史，预防接种史不详。

个人史：吸烟50余年，无饮酒嗜好。

家族史：否认遗传病史。

检查：体温36.7℃；脉搏108次/分；呼吸22次/分；血压85/58mmHg，血氧饱和度82%。腹软，无压痛，肝脾肋下未触及，移动性浊音（－），肠鸣音弱。脊柱棘突无压痛及叩痛，T4以下皮肤感觉消失，四肢正常无畸形，双侧全身各关节无红肿，无压痛，无关节强直，无肌肉压痛，无肌肉萎缩，无下肢静脉曲张，无杵状指，无杵状趾，双下肢无水肿。肌张力差，双下肢体瘫痪，肌力2级，腹壁反射消失，双侧肱二头肌反射正常，双侧跟腱反射正常。双侧霍夫曼（Hoffmann）征阴性，双侧巴宾斯基（Babinski）征阴性，双侧奥本海姆（Oppenheim）征阴性，双侧克尼格（Kernig）征阴性，双侧布鲁津斯基（Brudzinski）征阴性。KPS评分40分，神志清，精神差，被动体位，双肺叩诊呈清音，双肺呼吸音粗，闻及明显大量痰鸣音，未闻及胸膜摩擦音，语音传导正常。心前区无隆起，心尖冲动正常，心尖冲动位于第5肋间左锁骨中线内1cm，心前区无异常搏动。脊柱棘突无压痛及叩痛，T4以下皮肤感觉消失。双下肢肌张力正常，双下肢瘫痪，肌力2级，腹壁反射消失，双侧肱二头肌反射正常，双侧跟腱反射正常。病理征均阴性。

> **诊断** ①重症肺炎。②呼吸衰竭。③低血容量性休克。④左肺周围型肺癌。
> ⑤椎管内占位：截瘫。

二、诊疗经过

（1）呼吸内科护理常规，Ⅰ级护理，低盐、低脂饮食，氧气吸入，持续心电血氧饱和度监测。

（2）患者考虑存在感染，且高龄、呼吸频率快、精神差、基础疾病多、多肺叶段受累、淋巴细胞降低，不排除重症感染，CURB-65评分3分，结合患者于皮肤科的药敏结果，给予哌拉西林–他唑巴坦抗感染治疗。患者咳嗽、咳痰、喘憋，给予布地奈德+沙丁胺醇雾化吸入解痉平喘。患者咳痰困难，因医院目前无口服氨溴索剂型，给予静脉应用氨溴索、口服羧甲司坦化痰。患者有高血压，嘱继续自备奥美沙坦氢氯噻嗪片降血压。患者有冠心病，给予单硝酸异山梨酯扩冠、阿司匹林抗血小板聚集、他汀类调脂稳定斑块。患者有前列腺增生，给予坦索罗辛及非那雄胺抗前列腺增生治疗。患者应用留置针输液，为三类医疗器械，给予肝素钠封管液抗凝处理。

（3）完善血培养、生化全套、血小板压积（PCT）、凝血四项+D-二聚体（DD）、脑钠肽（BNP）前体、肌钙三联、痰培养、痰抗酸染色涂片、痰真菌涂片、肿瘤标记物、血气分析、结核菌素（PPD）试验、心电图等检查，指导治疗。

（4）患者静脉血栓栓塞症（VTE）评分6分，为血栓性疾病高危患者，出血风险高，给予VTE基本预防。营养风险2分。

三、知识拓展

老年肺炎的发病原因比较复杂，因其临床表现不典型，会漏诊、误诊及耽误病情从而转为重症肺炎，有些患者甚至出现呼吸衰竭、多器官功能衰竭、感染性休克等严重并发症。所以，临床医生必须对老年肺炎患者的特点有清晰的认识和了解，特别是出现难以解释的乏力、食欲低下、精神萎靡、意识模糊、呼吸困难等一系列的症状时，就要考虑到此病，及时给患者进行血常规、X线、CT等检查及早进行诊断，从而评估病情，为下一步分层管理做好工作。

老年重症肺炎的治疗，在使用抗菌药物之前，应该多次重复地留取痰标本培养，运用正规的操作步骤，得到理想的标本，提升检查结果的可信度，为下一步的治疗提供帮助。首先采用抗菌治疗，可以针对性地选用合适抗菌药物，提高治愈的概率；抗菌药物的选择必须依据患者的实际情况及本院或本地区的流行病情况加以选择，可以运用具有安全、高效的抗生素；重复对患者的痰液做病原微生物的检查，准确了解病原菌的类型，方便选择针对性的抗感染治疗。其次，重视气道的管理，气道管理的好坏影响抗感染的效果，老年重症肺炎因全身状况差、无力咳嗽及气道反应差不能自主咳嗽排痰，所以定时翻身拍背引流痰液，雾化吸入湿化气道以利排痰尤为重要，必要时可以支气管镜下清洗吸痰；治疗过程中营养及免疫功能的调理也是不容忽视的，老年重症肺炎的患者大多因纳差消化道吸收障碍导致负氮平衡从而导致营养不良，为了避免营养快速消耗，必须及早进行营养支持如血浆、蛋白，静脉营养液补充及免疫的调理，增强了患者自身免疫力，更有利于病情好转。纳差消化道吸收障碍还易致水电解质酸碱平衡紊乱，特别是低钾、低钠，酸碱平衡紊乱持续越长不能纠正更易加重病情，所以需细心观察及时纠正。时刻关注患者重要器官心肝肾功能的情况，特别是心肾功能的损伤弥散性血管内凝血的形成，是导致治疗失败致死的主要原因，如果发现异常，及时采取有效的措施进行治疗及保护。对于患有冠心病、糖尿病等基础病的患者必须重视，给予合适的治疗。加强呼吸功能的锻炼，及早脱离呼吸机。老年患者容易对呼吸机产生依赖心理，必须加强呼吸功能的练习，避免出现呼吸肌萎缩的情况。

随着社会老龄化程度的上升，老年重症肺炎发病率逐步升高。老年重症肺炎的临床表现多种多样，具有基础病及并发症存在的特点，临床医生必须对该病具有清楚的了解和认识。老年重症肺炎是一个综合治疗的过程，是早期的上级诊断、准确判定、分层管理，有针对性地运用抗菌药物进行治疗，同时依据各个临床的不同特点采用个体化的综合治疗。重症肺炎要经过细心的观察、准确的检测，早期及时的抗感染治疗，维护内环境稳定，营养支持及保护好重要器官的功能是提高治愈率的关键。

四、讨论分析

老年重症肺炎患者主要临床特点为低氧血症，表现为 PaO_2、pH 水平降低，$PaCO_2$ 水平升高。有研究显示，哌拉西林组发热、咳嗽、肺啰音消失时间及痰液颜色改变时间均短于头孢哌酮组，且治疗后，患者血气指标均有所改善，但两组差异不显著，提示哌拉西林-他唑巴坦钠与头孢哌酮-舒巴坦钠均可有效改善老年重症肺炎患者临床症状，改善患者血气指标，且哌拉西林-他唑巴坦钠改善临床效果更佳。分析原因可能是哌拉西林-他唑巴坦钠可通过抑制β-内酰胺酶发挥抑菌作用，其中哌拉西林成分能够有效清除肺部感染菌，同时他唑巴坦钠成分具有β-内酰胺酶抑制作用，避免哌拉西林被β-内酰胺酶水解，降低耐药性产生，二者联合提高抗菌效果，可抑制大多数革兰氏阴性和阳性菌。头孢哌酮-舒巴坦钠抗菌成分为头孢哌酮，与舒巴坦钠联用可抑制头孢哌酮被β-内酰胺酶水解。但与头孢哌酮-舒巴坦钠相比，哌拉西林-他唑巴坦钠脂溶性更好，药物配比更均匀，抗菌效果更强。

病例 ❸ 结核性胸膜炎

一、病例简介

患者，男，21岁，学生，2023年9月16日入院。

主诉：咳嗽、咳痰伴胸痛超过1周。

现病史：入院前1周，患者无明显原因及诱因出现咳嗽、咳痰，咳白色泡沫痰，不易咳出，伴左侧前胸壁疼痛，偶有恶心，无端坐呼吸、夜间阵发性呼吸困难，无潮热、盗汗，无心悸、气短、发绀、晕厥、下肢水肿；无反酸、嗳气、呕吐、呕血、吞咽困难、腹痛、腹胀、腹泻及黑便史，无黄染、皮肤瘙痒史；无尿急、尿频、尿痛、血尿、脓尿、排尿不畅、乳糜尿等，无夜尿增多及颜面浮肿；无皮肤苍白、乏力、皮下淤血、瘀斑、紫癜及出血点；无鼻衄、齿龈出血；无头痛、头晕、共济失调、抽搐，于院外某诊所行"阿奇霉素抗感染、止咳"（具体不详）等治疗后效果欠佳，遂来就诊，完善胸片及彩超检查后提示左侧胸腔积液，门诊以"①肺部感染；②胸腔积液"收入院治疗。发病以来患者精神、睡眠尚可，食欲欠佳，大小便基本正常，体重无明显变化。

既往史：平素身体健康。无高血压、无冠心病、无糖尿病基础疾病史。无痢疾、无疟疾、无病毒性肝炎、无结核等传染病史，无肝炎、无结核传染病接触史。无手术史，无外伤史。无输血史。无药物过敏史，无食物过敏史。预防接种史不详。

个人史：生活习惯良好，否认外地久居史，否认疫区、疫情、疫水接触史，否认牧区、矿山、高氟区、低碘区居住史，否认化学性物质、粉尘、放射性物质、有毒物质接触史，否认吸毒史，否认吸烟史、饮酒史，否认药物成瘾史，否认冶游史。

家族史：家族中无类似患者。否认遗传病史。

检查：体温38.0℃；脉搏99次/分；呼吸20次/分；血压127/78mmHg。发育正常，营养中等，步入病房，神志清楚，面色正常，表情痛苦，急性病容，自主体位，查体合作。皮肤黏膜色泽正常，无黄染，无出血点，无水肿、无皮疹、无瘀点、无紫癜、无皮下结节、无肿块、无蜘蛛痣、无肝掌、无溃疡，毛发生长正常，分布均匀。腹部平坦，无胃肠蠕动波，无皮疹、无色素沉着、无瘢痕、无腹壁静脉曲张。腹软，全腹无压痛、无反跳痛、无肌紧张，腹部未触及肿块，肝肋下未触及，脾肋下未触及，胆囊区无压痛，Murphy征阴性。腹部叩诊呈鼓音，肝区无叩击痛，双肾区无叩痛，双输尿管移行区无压痛，膀胱区无压痛。无移动性浊音，无振水音，肠鸣音正常，4次/分，无高调及气过水声，未闻及血管杂音。血气分析检验报告：氧分压：73.00mmHg，葡萄糖：6.4mmol/L，标准碳酸氢根：25.2mmol/L。心电图：窦性心律。

> **诊断** ①结核性胸膜炎。②社区获得性肺炎，非重症。

二、诊疗经过

入院后完善相关检查：2023年9月16日本地医院门诊普放检查报告：检查结果左侧胸腔积液改变，建议CT进一步检查了解。彩超检查报告：检查结果左侧胸腔积液；请结合临床，随诊。2023年9月16日结核杆菌抗体测定（金标法）检验报告：阴性。C-反应蛋白（CRP）测定（金标法），血细胞分析（五分类）检验报告：中性粒细胞百分比：80.40%，超敏C-反应蛋白＞5.0mg/L，C-反应蛋白：33.82mg/L。电解质四项，肝功十六项，葡萄糖测定，肾功八项检验报告：葡萄糖测定：6.60mmol/L。凝血四项检查，血浆D-二聚体（D-Dimer）测定检验报告：D-二聚体：1.27mg/L。各种白介素测定（化学发光法），降钙素原检测（化学发光法）检验报告：白介素-6：8.86pg/mL。红细胞沉降率测定（仪器法）检验报告：血沉：32mm/h。胸部CT平扫检查报告：①左肺下叶背段多发病灶，特殊感染？其他？请结合临床。②左肺上叶下舌段少许间质性炎性改变。③左侧胸腔积液伴左肺下叶膨胀不全。随诊。呼吸道五项抗体检测、心肌酶谱三项+B型钠尿肽前体、术前、输血前感染标志物检测未见异常。2023年9月17日尿液分析（11项）检验报告：酮体：+-。呼吸道病毒核酸联检+粪便常规，粪便隐血试验未见异常。2023年9月19日薄层细胞学检查+细胞学计数检查报告：检查结果查见少量间皮细胞及中量炎细胞（巨噬细胞约40%，淋巴细胞约40%，中性粒细胞约10%，嗜酸性细胞约5%，其他约5%）。2023年9月20日病理（内镜组织活检检查与诊断）检查报告：（胸膜）慢性肉芽肿性炎伴纤维组织增生及少量上皮样细胞聚集及多核巨细胞反应（结核待排，请结合临床）。一般细菌培养：经2d普通培养，无须氧菌生长。结核分枝杆菌直接检测：阴性。2023年9月21日血培养：经血培养5d无厌氧菌生长，无须氧菌生长，无真菌生长。

2023年9月25日胸部CT平扫检查报告：复查胸部CT平扫，与2023年9月16日相比：①左肺下叶背段多发病灶，考虑结核可能性大，较前相比病灶吸收减少，请结合临床。②左肺上叶下舌段病灶较前减少。③左侧胸腔引流术后，左侧胸腔积液较前减少。纤支镜肺泡灌洗，抗酸涂片阴性，结核分枝杆菌阴性。治疗上予以胸腔闭式引流、抗感染、祛痰止咳、抗结核等对症治疗。复查肝功血常规未见异常，肾功尿酸：753.39μmol/L。现病情稳定，安排今日出院。

三、知识拓展

结核性胸膜炎是一种由结核杆菌引起的炎症，可以分为结核性干性胸膜炎和结核性渗出性胸膜炎两种类型。

（一）结核性干性胸膜炎

是由邻近胸膜的结核病灶直接蔓延引起的。这种病症的病变多为局限性的纤维素性渗出，通常出现在肺尖部及胸下部的胸膜。多数患者可能没有明显症状，但少数患者可能会出现寒战、发热、局限性剧烈的针刺样胸痛，咳嗽或用力时可能会加重。查体时，可以观察到患侧的呼吸运动受限，局部有压痛，呼吸音降低，并可听到胸膜摩擦音。

（二）结核性渗出性胸膜炎

是由结核杆菌侵袭胸膜引起的。当人体处于高度过敏状态时，更容易引起胸膜渗液。感染途径可以通过肺部病变直接蔓延到胸膜或通过肺门及纵隔淋巴结。由于淋巴结肿胀和淋巴引流障碍，结核杆菌可能会逆流至胸膜，或通过血行播散到胸膜而发病。这种病症的早期症状包括发热、疲乏、食欲不振、盗汗和干咳。在数天后，可能会形成胸腔积液，这会导致胸痛减轻或消失。胸腔积液压迫肺脏，患者可能会出现不同程度的憋气。积液量少时查体可能无明显体征，但积液量增多时，患侧胸廓可能会膨隆，肋间隙可能会饱满，呼吸运动可能会减弱，触诊语颤可能会减弱或消失，叩诊可能会呈浊音，听诊可能会听到减弱的呼吸音或消失的呼吸音。在大量积液时，纵隔气管可能会移向健侧。

四、讨论分析

结核性胸膜炎为威胁度相对较大的疾病之一，其由结核杆菌入侵人体所致，当损伤胸膜细胞时，即引起肺外结核症状。当人体感染结合毒素时，胸膜内细胞对其存在高度反应，可引起胸腔积液，且很容易渗出。当积液量相对较多时，可引起胸膜粘连性增厚等不适症状，或加大心肺等脏器的压迫，可影响体内脏器功能。临床症状与其他疾病存在较大相关性，因此临床诊断的难度相对较高。一般情况下，当结核分枝杆菌进入人体时，人体免疫力无法战胜杆菌时，可诱发慢性疾病，也是临床患者数相对较高的结核病，其具有一定的传染性。但也有相对较高概率诱发结核性结膜炎，其与病菌直接进入人体肺部或部分菌体成分进入肺部而诱发的特殊、迟发型的免疫反应，出现一系列炎症症状。100例结核病患者中有6～9例结核性胸膜炎患者，其发病率相对较高。例如，当杆菌分解或产生的大量纤维蛋白和废物无法在规定期限内排出人体，没有及时采取有效干预或相关正规治疗措施时，胸膜可出现异常情况，如增厚或炎症过多而出现粘连、包裹等情况，随着病情恶化，可严重损伤患者身体健康，也可严重影响患者肺部功能。分析临床数据发现，这类患者病情发展速度相对较快，临床症状也相对明显，多表现为全身中毒症状，体内胸腔积液量也会显著增加，常常表现为炎症反应（发热）、四肢无力、畏寒、干渴等，如果病情相对严重，则可影响肺部呼吸功能，诱发胸痛、呼吸困难等不适症状，疼痛感可随着呼吸急促等症状而不断加重，且积液也会随着病情恶化而不断增加。如果积液较多时，疼痛感或可有所减轻。对于干咳症状，当患者活动时或转换体位时，可随着加重，出现相对剧烈的咳嗽症状。呼吸困难与积液量存在相对较高的相关性，如果积液量相对较少，则可出现轻微胸闷或气促等症状，部分患者早期也可出现轻微呼吸困难症状；随着积液增加，肺部功能随着降低，身体可出现重度缺氧症状。

病例 ❹ 左肺上叶腺癌

一、病例简介

患者，女，80岁，农民，2023年4月3日入院。

主诉：咳嗽、咳痰3月。

现病史：入院前3月，患者无明显诱因出现咳嗽，呈阵性加重，咳较多白色泡沫痰，无发热、畏寒寒战，无咯血、胸痛，无恶心、呕吐，无腹泻、黑便、便血，无乏力盗汗，无鼻塞流涕，无头昏，无晕厥黑蒙、心悸，无反酸嗳气，无腹痛、腹泻等不适，入院治疗，完善相关检查后，诊断为"①肺炎。②嗜酸性粒细胞性肺炎。③新型冠状病毒感染。④高血压病3级（极高危）。⑤冠状动脉粥样硬化性心脏病、心功能Ⅲ级。⑥中度贫血。⑦电解质代谢紊乱。⑧双肺多发结节。⑨肺动脉高压。⑩慢性肾脏病4期。⑪痛风。⑫肾性贫血。⑬高尿酸血症。⑭慢性胃炎"。予以莫西沙星加强抗感染、氨茶碱解痉平喘、氨溴索葡萄糖祛痰、痰热清辅助抗炎、非布司他片降尿酸治疗、甲强龙解痉平喘等治疗后好转出院。患者肺部阴影，于2023年3月23日查循环血肿瘤细胞考虑为浸润腺癌，概率为98.78%，目前无咳嗽、咳痰，无咯血胸痛等不适，今天为进一步诊治，遂来医院就诊，则门诊以"肺部阴影"收入住院诊疗。发病以来患者精神、睡眠欠佳，食欲可，大小便正常，体重无明显变化。

既往史：平素身体健康。既往有痛风病史，有高血压病史4年，最高时血压200/未知mmHg，一直口服"硝苯地平缓释片、氯沙坦钾氢氯噻嗪片"控制血压，平素血压控制在140+/80+mmHg，有冠心病病史4年，平素口服"阿托伐他汀钙片"；无糖尿病基础疾病史。无痢疾、无疟疾、无病毒性肝炎、无结核等传染病史，无肝炎、无结核传染病接触史。无手术史，无外伤史。无输血史。无药物过敏史，无食物过敏史。

个人史：生活习惯良好，否认外地久居史，否认疫区、疫情、疫水接触史，否认牧区、矿山、高氟区、低碘区居住史，否认化学性物质、粉尘、放射性物质、有毒物质接触史，否认吸毒史，否认吸烟史、饮酒史，否认药物成瘾史，否认冶游史。

家族史：家族中无类似患者。否认遗传病史。

检查：体温36.5℃；脉搏85次/分；呼吸21次/分；血压112/68mmHg。发育正常，营养中等，步入病房，神志清楚，面色正常，表情自然，慢性病容，自主体位，查体合作。皮肤黏膜：皮肤黏膜色泽正常，无黄染，无出血点，无水肿、无皮疹、无瘀点、无紫癜、无皮下结节、无肿块、无蜘蛛痣、无肝掌、无溃疡，毛发生长正常，分布均匀。全身及局部淋巴结无肿大，皮肤无红肿、无压痛、无瘘管、无瘢痕等。头颅无畸形，五官端正，眼睑正常，球结膜无水肿，巩膜无黄染，双眼无斜视，粗测视力视野正常，两侧瞳孔等圆等大，对光反射存在。耳廓无畸形，双侧外耳道无异常分泌物，乳突区无红肿、无压痛，粗测听力正常。鼻外形正常，无鼻翼翕动，鼻道内无异常分泌物。口唇无发绀，牙齿排列整齐，扁桃体无肿大及无化脓，咽部红肿。腹部平坦，无胃肠蠕动波，无皮疹、无色素沉着、无瘢痕、无腹壁静脉曲张。腹软，全腹无压痛、无反跳痛、无肌紧张，腹部未触及肿块，肝肋下未触及，脾肋下未触及，胆囊区无压痛，Murphy征阴性。腹部叩诊呈鼓音，肝区无叩击痛，双肾区无叩痛，双输尿管移行区无压痛，膀胱区无压痛。无移动性浊音，无振水音，肠鸣音正常，4次/分，无高调及气过水声，未闻及血管杂音。血气分析：酸碱度：7.44；PCO_2 42mmHg；PO_2：122mmHg；HCO_3^-：28.5mmol/L；碱剩余：4.3mmol/L；乳酸：0.6mmol/L；FiO_2：21%。

诊断　①左肺上叶腺癌T1cN0Mx。②高血压病3级（极高危）。③冠状动脉粥样硬化性心脏病、心功能3级。④肺动脉高压。⑤慢性肾脏病4期。⑥痛风。⑦肾性贫血。⑧慢性胃炎。

二、诊疗经过

入院后予以完善相关辅助检查：2023年4月3日C-反应蛋白（CRP）测定（金标法），血液一般检查2检验报告：嗜酸性粒细胞百分比：14.90%，嗜酸性粒细胞数目：1.17×10^9/L，红细胞数目：3.32×10^{12}/L，血红蛋白浓度：102.00g/L，红细胞压积：30.70%，超敏C反应蛋白＞5.0mg/L，C-反应蛋白：21.55mg/L。2023年4月3日鳞状细胞癌相关抗原测定（SCC）（化学发光法）神经元特异性检验报告：鳞状细胞癌相关抗原：7.26ng/mL，神经元特异性烯醇化酶：6.52ng/mL，细胞角蛋白19片段：3.89ng/mL。2023年4月3日急诊电解质，急诊肝功十一项，急诊肾功，心肌酶谱三项+B型钠检验报告：乳酸脱氢酶：254.11U/L，肌红蛋白：69.40ng/mL，肌酐：204.22μmol/L，尿酸：536.15μmol/L，尿素：12.94mmol/L。2023年4月3日各种白介素测定（化学发光法）检验报告：白介素-6：7.14pg/mL。2023年4月3日凝血四项检查，血浆D-二聚体（D-Dimer）测定（仪器检验）报告：纤维蛋白原：5.057g/L。2023年4月3日粪便常规，粪便隐血试验（免疫法）检验报告：粪便隐血：弱阳性（+-）。D-D二聚体：1.24mg/L。癌胚抗原测定、电解质未见明显异常。2023年4月3日（双筒）胸部CT增强扫描检查报告：检查结果胸部CT增强扫描，与2023年3月6日CT片相比：①左肺上叶前段病灶，考虑炎性病灶，建议治疗后复查。②右肺下叶少许感染较前吸收减少。③右肺下叶背段多发陈旧灶，较前相仿。④双肺多发结节，较前相仿，随诊。⑤主动脉及冠状动脉钙化。⑥甲状腺右侧叶异常强化灶，性质待定，建议结合超声检查。⑦双肾小囊肿。2023年4月4日床旁心电图：窦性心律。后在CT引导下经皮肺穿刺活检，2023年4月11日病理报告结果示：（肺穿刺）送检少量组织中局灶腺体显异型增生，结合免疫组化，考虑腺癌形成。免疫组化结果：Ki67（5%），CK7（+），TTF-1（+），NapsinA（+），P40（-），P63（+）。告知患者相关检查方案后，患方表示同意消融治疗，于2023年4月12日在局麻CT引导下行肿瘤消融术，术后恢复可，现患者病情好转，要求出院，予以办理。

三、知识拓展

左肺上叶腺癌在临床上称为肺腺癌，属于非小细胞癌，多数起源于支气管黏膜上皮，少数起源于大支气管的黏膜腺。肺腺癌发病率，比鳞癌与未分化癌低，一般发病年龄较小，且多见于女性。肺腺癌的病变性质属于恶性肿瘤，相对比较严重。

部分人群可能在体检时发现肺腺癌，主要表现为早期结节影，如磨玻璃样结节，结节直径一般较小，且没有发生淋巴结或远处转移。此时该患者可以通过根治性手术，达到治愈目的，并且不会影响到整体的生存情况。小部分患者可能发现肺腺癌较晚，可能已经出现多发淋巴结和远处器官脏器的转移，从而出现局部晚期，这种情况在临床上比较严重，可能危及生命。此时，需要根据患者的病情和个人情况，即是否能够接受相应治疗，以及治疗的敏感性，尽可能延长生存期，提高生存质量。如果患者临床治疗敏感性较差，且发生原发性耐药时，或全身性转移性肺癌，无法进行手术切除治疗时，则整体疾病程度更为严重。

因此，分期越晚的癌症，预示疾病越严重，甚至可能危及生命。当患者发现肺腺癌时，一定要积极进行化疗、放疗、手术等治疗，以免癌细胞扩散到其他部位，从而加重病情。

四、讨论分析

肺部分为左肺和右肺，左肺根据肺部的叶间裂分为左上叶和左下叶，右肺可以分为右上叶、右中叶、右下叶，肺上叶表明位置在肺部分区的上面。腺癌是肺癌的一种最常见病理类型，属于非小细胞肺癌，病灶多发生于周边的肺组织，其癌细胞的来源主要是支气管黏膜上皮黏液腺体细胞，正常的细胞在各种因素的影响下发生基因突变，失去细胞程序性死亡的控制，持续增殖，从而发展为肺腺癌。

病例 ⑤ 支气管哮喘急性发作

一、病例简介

患者，男，45岁，农民，2024年3月11日入院。

主诉：3d前出现咳嗽、喘憋、呼吸困难加重，活动后更明显。

现病史：患者于2年前无明显诱因出现咳嗽、喘憋，无发热，无咳痰、咯血，无胸痛，无乏力盗汗，经治疗后好转。后就诊于市立医院，确诊为"支气管哮喘"，平素应用"沙美特罗替卡松粉吸入剂"治疗。3d前出现咳嗽、喘憋、呼吸困难加重，活动后更明显，在家继续吸入药物治疗，效果欠佳，为进一步治疗，急诊来院。急诊遂以"支气管哮喘急性发作"收入院。自此次发病以来，神志清，精神差，饮食及睡眠差，大小便正常。

既往史：既往过敏体质。否认冠心病、高血压、糖尿病、脑血管病病史。无传染病史，无输血史，对"退热药、止痛药物"等过敏，无重大外伤及手术史，预防接种史不详。

个人史：生活习惯良好，否认外地久居史，否认疫区、疫情、疫水接触史，否认牧区、矿山、高氟区、低碘区居住史，否认化学性物质、粉尘、放射性物质、有毒物质接触史，否认吸毒史，否认吸烟史、饮酒史，否认药物成瘾史，否认冶游史。

家族史：家族中无类似患者。否认遗传病史。

检查：体温36.5℃；脉搏109次/分；呼吸：22次/分；血压159/106mmHg。发育正常，营养良好，急性病容，自主体位，神志清楚，查体合作。胸廓无畸形，胸骨无叩痛，呼吸促，肋间隙无增宽，叩诊清音，双肺呼吸音粗，可闻及哮鸣音，律齐，腹平坦，无压痛、反跳痛，腹部无包块，肝脾未触及，双下肢无水肿。生化、心肌酶谱检查：天门冬氨酸氨基转移酶：10IU/AL，白蛋白：38.9g/L，脂蛋白磷脂酶A_2：251ng/mL，葡萄糖：6.3mmol/L，肌酸激酶：46IU/L。尿分析（尿常规＋沉渣）：尿胆原：+−，胆红素：1+，草酸钙结晶：89个/微升。抗酸杆菌涂片检查：未查见抗酸杆菌。一般细菌涂片检查，真菌涂片检查：涂片检菌查见革兰阳性球菌及革兰阴性杆菌，未查见真菌。提示存在相关感染。结核分枝杆菌复合群核酸检测：结核分枝杆菌复合群核酸检测阴性。

> **诊断** 支气管哮喘急性发作。

二、诊疗经过

入院完善相关检查，2024年3月11日14：27双下肢动脉、静脉彩超检查诊断：双下肢动脉粥样硬化。双下肢静脉未见明显异常。

2024年3月11日14：26胸部X线计算机体层（CT）平扫诊断：双肺支气管肺炎表现，扫及脂肪肝。

2024年3月11日14：14心脏彩超检查诊断：左室舒张功能减退。予以莫西沙星抗感染，特布他林及、异丙托溴铵及布地奈德雾化，甲泼尼龙抗炎平喘等对症支持治疗，患者喘憋减轻，病情好转，要求出院，予以办理。

三、知识拓展

本病需与以下疾病相鉴别：

（一）左心衰竭引起的喘息性呼吸困难

过去称为心源性哮喘，发作时的症状与哮喘相似，但其发病机制与病变本质则与支气管哮喘截然不同，为避免混淆，目前已不再使用"心源性哮喘"一词。患者多有高血压、冠状动脉粥样硬化性心脏病、风湿性心脏病和二尖瓣狭窄等病史和体征。阵发性咳嗽，常咳出粉红色泡沫痰，两肺可闻及广泛的湿啰音和哮鸣音，左心界扩大，心率增快，心尖部可闻及奔马律。病情许可做胸部X线检查时，可见心脏增大，肺淤血征，有助于鉴别。若一时难以鉴别，可雾化吸入β_2-肾上腺素受体激动剂或静脉注射氨茶碱缓解症状后，进一步检查，忌用肾上腺素或吗啡，以免造成危险。

（二）慢性阻塞性肺疾病（COPD）

多见于中老年人，有慢性咳嗽史，喘息，长年存在，有加重期。患者多有长期吸烟或接触有害气体史。有肺气肿体征，两肺或可闻及湿啰音。但临床上严格将COPD和哮喘区分有时十分困难，用支气管舒张剂和口服或吸入激素做治疗性试验可能有所帮助。COPD也可与哮喘同时存在。

（三）上气道阻塞

可见于中央型支气管肺癌、气管支气管结核、复发性多软骨炎等气道疾病或异物气管吸入，导致支气管狭窄或伴发感染时，可出现喘鸣或类似哮喘样呼吸困难、肺部可闻及哮鸣音。但根据临床病史，特别是出现吸气性呼吸困难，以及痰液细胞学或细菌学检查，胸部X线摄片、CT或MRI检查或支气管镜检查等，常可明确诊断。

（四）变态反应性支气管肺曲霉病（ABPA）

常以反复哮喘发作为特征，可咳出棕褐色黏稠痰块或咳出树枝状支气管管型。痰嗜酸性粒细胞数增加，痰镜检可查及曲霉菌。胸部X线呈游走性或固定浸润灶，CT可显示近端支气管呈囊状或柱状扩张。曲菌抗原皮肤试验呈双相反应，曲菌抗原特异性抗体（IgG）测定阳性，血清总IgE显著升高。

四、讨论分析

支气管哮喘发病机制较复杂，气道炎症是其重要的病理机制，目前，临床治疗支气管哮喘主要以减轻气道黏膜水肿、减少分泌物，解除气道平滑肌痉挛，改善肺功能为主，主要治疗原则为保持通气及换气功能正常。HIF-1α是缺氧状态下维持体内氧稳态的重要物质，其介导肺损伤缺氧适应、炎症反应、血管重塑等重要生理过程，而hs-CRP生物学效应也较广泛，可与HIF-1α、TNF-α、IL-6等炎症因子共同作用，参与脓毒症、关节炎、支气管哮喘等多种疾病的病理过程，因此，改善支气管哮喘患者hs-CRP、HIF-1α、TNF-α、IL-6水平有重要意义。布地奈德作用可阻止嗜酸性粒细胞活化，减少趋化因子与细胞因子的合成率，但单用较难完全地阻止白三烯释放及有效阻断白三烯通道，沙丁胺醇对支气管有较好扩张效果。因此，有研究分析不同剂量布地奈德联合沙丁胺醇治疗支气管哮喘急性发作患者的临床疗效。

病例 ⑥ 慢性阻塞性肺病伴有急性加重

一、病例简介

患者，女，75岁，农民，2024年2月9日入院。

主诉：患者4d前无明显诱因出现咳嗽、咳痰较前加重。

现病史：患者于40余年前始出现慢性咳嗽、咳痰，多为白色泡沫样痰，晨起咳嗽较重，冬重夏轻，多于感冒、受凉后咳嗽咳痰加重，经抗菌药物等治疗后缓解。后逐渐出现活动后气短，劳动耐力逐年下降，上楼时、快步行走即有喘息。4d前患者无明显诱因出现咳嗽、咳痰较前加重，痰为黄黏痰，咳出、伴有喘息，夜间及活动时明显，无头痛、发热，无恶心、呕吐，无盗汗、乏力，无胸痛，在当地医院给予抗感染等治疗，病情未见明显改善。为进一步治疗，门诊遂以"慢性阻塞性肺病件有急性下呼吸道感染"收入院。患者自发病以来精神状态差，食欲下降，饮食睡眠差，大小便正常，体重较前无明显变化。

既往史："左侧股骨骨折"病史30余年，"冠心病、心房颤动（房颤）"病史20余年；"糖尿病"病史2年，规律口服"阿卡波糖、二甲双胍缓释片"治疗、血糖控制尚可，2周前诊断为"脑梗死"，经积极治疗后遗留左侧肢体活动不灵，否认高血压病史，否认乙肝等传染病史，否认重大外伤史，无输血史，否认食物、药物过敏史，预防接种随当地。

个人史：无毒物接触史，不吸烟，偶有饮酒，否认冶游史。已婚，育有2子，配偶及子女体健。预防接种史不详。

家族史：否认遗传性疾病及传染性疾病史。

检查：体温36.5℃；脉搏104次/分；呼吸26次/分；血压148/71mmHg，患者为老年女性，发育正常，营养中等、急性病容，自主体位，查体合作，弹性差，对光反射迟钝，桶状胸、肋间隙增宽，叩诊呈浊音，左肺呼吸音降低、肺可闻及混性啰音及散在哮鸣音，左侧肢体活动不灵，左上肢肌力约Ⅱ级，左下肢肌力Ⅲ级，神志清，精神差，呼吸促，伴憋喘，口唇无紫绀。胸腔积液定位（两侧胸腔彩超）：双侧胸腔积液（左侧约117mL；右侧约44mL）。心脏、胸、腹主动脉彩超：双房增大，二尖瓣轻-中度返流，三尖瓣重度反流，肺动脉高压（重度），主动脉瓣退变并中度返流、轻度狭窄，心律不齐，腹主动脉硬化。肝胆胰脾双肾：胆囊结石并胆囊炎。肺部CT强化（宝石）：①左主支气管狭窄并左肺上叶不张、左肺下叶炎症，建议纤维支气管镜检查。②双侧胸腔积液。血常规+C-反应蛋白（CRP）+血清淀粉样蛋白A（SAA）组合：中性粒细胞百分数：88.40%，淋巴细胞百分数：3.50%，嗜酸性粒细胞百分数：0.00%，淋巴细胞计数：0.24×10^9/L，嗜酸性粒细胞计数：0.00×10^9/L，红细胞：3.35×10^{12}/L，血红蛋白：102.00g/L，红细胞压积：31.60%，C反应蛋白：9.57mg/L。血沉（ESR）：血沉：26mm/h。凝血检查：凝血酶原时间：15.10s，D-二聚体：0.63μg/mL。B型脑利钠肽（NT-proENP）：氨基末端脑利钠肽前体：3313.59pg/mL。尿分析（尿常规+沉渣）：酮体：+-，尿潜血：1+，蛋白质：1+，葡萄糖：3+mmol/L，红细胞：18个/升，鳞状上皮细胞：291个/微升，酵母菌：78个/微升。

> 诊断　①慢性阻塞性肺病伴有急性加重。②肺源性心脏病。③冠状动脉粥样硬化心脏病心功能Ⅳ级（NYHA分级）。④房颤。⑤2型糖尿病。⑥脑梗死后遗症期。

二、诊疗经过

患者入院后完善完善血常规、生化全套、PCT、凝血四项+DD、肌钙三联、痰培养、痰抗酸染色涂片、痰真菌涂片、呼吸道病原菌13项核酸检测、肿瘤标记物、血气分析、PPD试验、呼出气一氧化氮（FeNO）、心电图等检查。

给予抗感染、祛痰、平喘、无创呼吸机等治疗，意识障碍，胸闷不缓解，家属知情同意后转呼吸重症监护室（RICU），予以继续对症支持治疗，行气管插管接呼吸机辅助呼吸，纤维支气管镜检查并吸痰治疗。

2024年2月13日拔除气管插管，无创序贯机械通气。继续抗感染、祛痰、平喘、营养心肌、维持水电解质代谢平衡等治疗。

三、知识拓展

（一）症状

1. 常见症状

（1）慢性咳嗽：通常为首发症状。初起咳嗽呈间歇性，早晨较重，以后早晚或整日均有咳嗽，但夜间咳嗽并不显著。少数病例咳嗽不伴咳痰，也有部分病例虽有明显气流受限但无咳嗽症状。

（2）咳痰：咳嗽后通常咳少量黏液性痰，部分患者在清晨较多；合并感染时痰量增多，常有脓性痰。

（3）气短或呼吸困难：这是慢性阻塞性肺疾病（COPD）的标志性症状，是使患者焦虑不安的主要原因，早期仅于劳力时出现，后逐渐加重，以致日常活动甚至休息时也感气短。

2. 非典型症状

（1）喘息和胸闷：不是COPD的特异性症状。部分患者特别是重度患者有喘息；胸部紧闷感通常于劳力后发生，与呼吸费力、肋间肌等容性收缩有关。

（2）全身性症状：COPD不单纯是肺脏疾病，还具有显著的肺外效应，即COPD全身效应，包括体重减轻、食欲减退、营养不良、骨质疏松和骨骼肌功能障碍、精神抑郁和（或）焦虑等。这些肺外效应与患者疾病的严重性相关，影响患者肺功能和生活质量，加重社会经济负担。

（3）合并感染时可咳血痰或咯血：常发生于急性发作期，伴随咳嗽、咳痰等症状，极少单独咯血，咯血量一般为痰中带血或小量咯血。

（4）无症状性COPD：有一些患者仅有不可逆的气流受限而无慢性咳嗽、咳痰症状，在排除其他疾病后，经肺功能确诊为COPD。

（二）体征

1. 常见体征

COPD晚期患者肺功能损害较严重时常常出现以下体征：

视诊及触诊：胸廓形态异常，包括胸部过度膨胀、前后径增大、剑突下胸骨下角（腹上角）增宽及腹部膨凸等；常见呼吸变浅，频率增快，辅助呼吸肌如斜角肌及胸锁乳突肌参加呼吸运动，重症可见胸腹矛盾运动；患者不时采用缩唇呼吸以增加呼出气量；呼吸困难加重时常采取前倾坐位；低氧血症者可出现黏膜及皮肤发绀，伴右心衰竭者可见下肢水肿、肝增大。

叩诊：由于肺过度充气使心浊音界缩小，肺肝界降低，肺叩诊可呈过清音。

听诊：两肺呼吸音可降低，呼气相延长，平静呼吸时可闻干啰音，两肺底或其他肺野可闻湿啰音；心音遥远，剑突部心音较清晰响亮。

2. 非典型体征

COPD患者的体格检查可能是正常的，尤其是一些早期轻症患者以上体征可不明显。且这些体征也见于其他慢性呼吸系统疾病，因此，缺乏诊断的敏感性和特异性。

COPD合并肺纤维化患者大部分于肺部听诊时可于吸气初期闻及细小的、多集中于肺底部的类似尼龙带拉开音的Velcro啰音，常与呼吸音增粗及湿性啰音并存。随病情发展可逐渐出现发绀及杵状指（趾）。

四、讨论分析

慢性阻塞性肺疾病（COPD）传统上认为是与支气管的中性粒细胞炎症相关，20世纪90年代的研究逐渐发现，嗜酸性粒细胞（EOS）也参与了COPD稳定期和COPD急性加重期的发作，2017年首次将血EOS作为COPD的生物标志物，用来指导COPD稳定期患者的药物选择。慢性阻塞性肺病急性加重（AECOPD）会导致患者生存质量下降，社会负担加大，因此COPD的个体化有效治疗十分重要。Lipson等人的研究发现糠酸氟替卡松、芜地溴铵和维兰特罗三联疗法能够有效降低中重度COPD患者的急性加重风险，特别是对于血EOS > 150/μL的中重度COPD患者。血EOS在COPD急性加重期患者的个体化治疗中有着重要作用，但血EOS的阈值确定仍存在争议。

有研究按照大多数研究所应用的阈值，以血EOS为2%作为临界点。着重探究了中性粒细胞与淋巴细胞比值（NLR）、血小板与淋巴细胞比值（PLR）与EOS水平的相关性以及低水平EOS与高水平EOS患者炎症指标的区别和住院天数的差异。其他研究进行两组患者基线资料的对比，两组年龄、FEV1实测值占预计值百分比、BMI、性别、吸烟史、合并高血压、合并糖尿病无统计学差异，住院天数的比较，发现EOS < 2%组患者的住院天数显著高于EOS ≥ 2%组患者，差异有统计学意义，与既往研究大体一致。其他研究发现EOS < 2%组的患者中性粒细胞计数、单核细胞计数、白细胞计数、NLR、PLR均明显高于EOS ≥ 2%组的患者，进一步探索PLR、NLR与AECOPD患者的血EOS水平存在显著的负相关关系。NLR和PLR是最简单且容易获得的全血细胞计数的基本参数，即使在社区医院也很容易获得。Angelo Zinellu等人的研究表明，NLR和PLR可以显著预测AECOPD的不良结局；Likitha Gutta通过对100例COPD患者进行队列研究，研究发现AECOPD 1期患者NLR为3.73 ± 0.18，2期为6.07 ± 1.27，3期为6.02 ± 1.14，4期为8.19 ± 2.66。不同分期COPD患者的NLR比较，差异有统计学意义。NLR、PLR在一定水平反映了AECOPD的严重程度，对于EOS极低的AECOPD患者，要重视此类AECOPD患者的病情变化和严重程度，特别是对于检查检验手段不足的社区医院尤为重要。

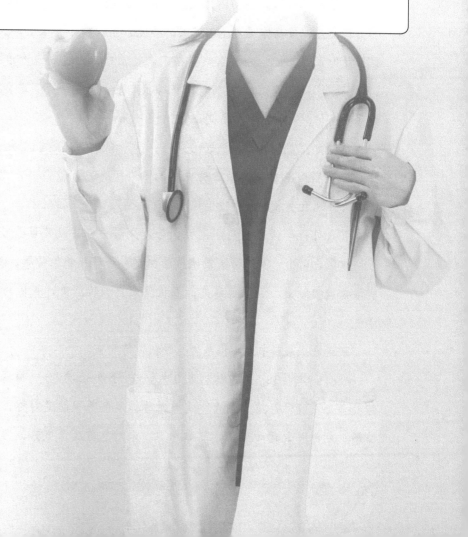

第二章

心血管内科病例精选

病例 ❶ 急性心力衰竭

一、病例简介

患者，男，80岁，农民，2023年3月12日入院。

主诉：1天前受凉后出现发热。

现病史：患者于10年前始出现慢性咳嗽、咳痰，多为白色泡沫样痰，晨起咳嗽较重，冬重夏轻，多于感冒、受凉后咳嗽咳痰加重，经抗菌药物等治疗后缓解。渐出现活动后气短，劳动耐力逐年下降，上楼时、快步行走即有喘息。1d前受凉后出现发热，最高体温可达38.5℃，咳嗽加重，痰不易咳出，为白痰，伴有喘息，以活动时明显，无呕吐及呕血。在家未行治疗，为进一步诊治疾病而来。门诊以"重症肺炎"收入院。自发病以来精神状态差，食欲下降，进食差，睡眠差，体重无明显变化，大便正常，小便正常。

既往史："冠心病"病史10余年，间断口服"速效救心丸、复方丹参片"治疗。否认高血压病、糖尿病病史。无传染病史，无输血史，无食物药物过敏史，无重大外伤及手术史，预防接种史不详。

个人史：生活习惯良好，否认外地久居史，否认疫区、疫情、疫水接触史，否认牧区、矿山、高氟区、低碘区居住史，否认化学性物质、粉尘、放射性物质、有毒物质接触史，否认吸毒史，否认吸烟史、饮酒史，否认药物成瘾史，否认冶游史。

家族史：家族中无类似患者。否认遗传病史。

检查：体温38.5℃；脉搏130次/分；呼吸32次/分；血压154/86mmHg。局部及全身浅表淋巴结无肿大。胸廓对称，双侧呼吸动度对称，肋间系无增宽，无畸形。两侧呼吸运动正常，节律规则。未触及胸膜摩擦感，语音震颤正常。叩诊清音，双肺呼吸音粗，可闻及湿性啰音，无胸膜摩擦音，心前区无隆起，心音低钝，律齐，未闻及病理性杂音，无心包摩擦音。四肢活动可，无畸形、下肢静脉曲张、杵状指（趾），关节正常，双下肢无水肿。病理征阴性。肺CT：慢性支气管炎，重症肺炎。动脉血气分析：酸碱度：7.542；PCO_2：25.8mmHg；PO_2：67.3mmHg；HCO_3^-：22.4mmol/L；PO_2/FIO_2：320.4mmHg。凝血检查：D-二聚体：2.24μg/mL。生化，心肌酶谱：葡萄糖：7.96mmol/L，β-羟丁酸：0.42mmol/L，钠：126mmol/L。血常规+CRP+SAA组合：C反应蛋白：120.33mg/L，血清淀粉样蛋白：162.38mg/L，白细胞：7.69×10^9/L，中性粒细胞百分数：92.30%。淋巴细胞百分比：6.00%。

> 诊断　①急性心力衰竭。②1型呼吸衰竭。③慢性阻塞性肺病伴有急性下呼吸道感染。④低钠血症。⑤低钾血症。⑥冠心病。⑦肝囊肿。⑧肝血管瘤。⑨血糖升高。

二、诊疗经过

入院后完善相关检查，给予抗感染、化痰、抗凝、维持电解质平衡、平喘等对症支持治疗。后患者突发胸闷喘息加重，伴有咳嗽，咳粉红色痰，氧和降至70%，给予甲泼尼龙40mg及呋塞米20mg静脉推注，建议转监护室进一步诊治，患者家属同意，联系好床位，办理转科。

于2024年3月6日转入呼吸与危重症四病区，给予无创辅助通气；抗感染、化痰，改善心肌供血，抑酸护胃，保护其他重要脏器功能；维持水、电解质及酸碱平衡，营养及对症支持等综合治疗。

三、知识拓展

急性心力衰竭（AHF）是指由于心脏功能异常而出现的急性临床发作。无论既往有无心脏病病史，均可发生。心功能异常可以是收缩功能异常，亦可为舒张功能异常，还可以是心律失常或心脏前负荷和后负荷失调。它通常是致命的，需要紧急治疗。

急性心力衰竭可以是既往没有心功能异常者的首次发病，也可以是慢性心力衰竭（CHF）的急性失代偿。

（一）基础心血管疾病的病史和表现

大多数患者有各种心脏病的病史，存在引起急性心力衰竭的各种病因。老年人中的主要病因为冠心病、高血压和老年性退行性心瓣膜病，而在年轻人中多由风湿性心瓣膜病、扩张型心肌病、急性重症心肌炎等所致。

（二）诱发因素

常见的诱因：慢性心力衰竭药物治疗缺乏依从性；心脏容量超负荷；严重感染，尤其是肺炎和败血症；严重颅脑损害或剧烈的精神心理紧张与波动；大手术后；肾功能减退；急性心律失常，如室性心动过速（室速），心室颤动（室颤）、心房颤动（房颤）或心房扑动（房扑）伴快速心室率，室上性心动过速以及严重的心动过缓等；支气管哮喘发作；肺栓塞；高心排出量综合征，如甲状腺功能亢进危象、严重贫血等；应用负性肌力药物如维拉帕米，β受体阻断药等；应用非甾体抗感染药；心肌缺血；老年急性舒张功能减退；吸毒；酗酒；嗜铬细胞瘤。这些诱因使心功能原来尚可代偿的患者骤发心力衰竭，或者使已有心力衰竭的患者病情加重。

（三）早期表现

原来心功能正常的患者出现急性失代偿的心力衰竭（首发或慢性心力衰竭急性失代偿）伴有急性心力衰竭的症状和体征，出现原因不明的疲乏或运动耐力明显降低以及心率增加15～20次/分，可能是左心功能降低的最早期征兆。继续发展可出现劳力性呼吸困难、夜间阵发性呼吸困难、睡觉需用枕头抬高头部等，检查可发现左心室增大，闻及舒张早期或中期奔马律、肺动脉第二音亢进、两肺尤其肺底部有细湿性啰音，还可有干性啰音或哮鸣音，提示已有左心功能障碍。

（四）急性肺水肿

急性肺水肿起病急骤，病情可迅速发展至危重状态。突发的严重呼吸困难、端坐呼吸喘息不止、烦躁不安并有恐惧感，呼吸频率可达30～50次/分；频繁咳嗽并咯出大量粉红色泡沫样血痰；听诊心率快，心尖部常可闻及奔马律；双肺满布湿性啰音和哮鸣音。

（五）心源性休克

心源性休克主要表现为以下几方面：

（1）持续低血压，收缩压降至90mmHg以下，或原有高血压的患者收缩压降幅≥60mmHg，且持续30min以上。

（2）组织低灌注状态，可有：①皮肤湿冷、苍白和发绀，出现紫色条纹。②心动过速＞110次/分。③尿量显著减少（＜20mL/h），甚至无尿。④意识障碍，常有烦躁不安、激动焦虑、恐惧和濒死感；收缩压低于70mmHg，可出现抑制状态如神志恍惚、表情淡漠、反应迟钝，逐渐发展至意识模糊甚至昏迷。

（3）血流动力学障碍：肺毛细血管楔压（PCWP）≥18mmHg，心排血指数（CI）≤36.7mL/（$m^2 \cdot s$），≤2.2L/（$m^2 \cdot min$）。

（4）低氧血症和代谢性酸中毒。

四、讨论分析

心力衰竭是一种常见的内科疾病，表现为心室充盈，射血能力受损，常并发阻塞性肺疾病，可由多种因素引起，如心源性疾病、自身免疫性疾病、肿瘤、代谢性疾病等。急性心力衰竭是指急性发作或加重的左心功能异常导致心肌收缩力降低，心脏负荷和肺循环压力增加，外周循环阻力增加。肺充血和水肿、器官灌注不足和心源性休克是肺循环充血引起的最常见的临床症状。急性心力衰竭的特点是突然出现失代偿症状和（或）心力衰竭指标，是一种潜在的致命疾病，短期病死率约为30%。呼吸困难、端坐呼吸、下肢水肿和疲倦是心力衰竭的典型症状由于急性失代偿或病情加重而频繁住院，心力衰竭的病死率会大大增加，从而降低生活质量。研究显示，有19%～29%的成年人患有心力衰竭，70岁以上人群的发病率超过10%。急性心力衰竭的发病机制复杂，但大多数研究表明其与血流动力学紊乱心力衰竭是一种常见的内科疾病，表现为心室充盈、射血能力受损，常并发阻塞性肺疾病，可由多种因素引起，如心源性疾病、自身免疫性疾病、肿瘤、代谢性疾病等。

病例❷　冠状动脉粥样硬化

一、病例简介

患者，女，47岁，农民，2024年7月4日入院。

主诉：反复胸闷、恶心1年余，加重1周。

现病史：患者近1年余无明显诱因出现胸闷不适，以胸骨中段为主，呈阵发性发作，持续性发作，偶有胸痛发作，活动后明显，停下休息可缓解，疼痛不向他处放射，发作时有四肢乏力不适，无大汗淋漓，无黑蒙及晕厥，无双下肢水肿，无咳嗽、咳痰，无咯血，无畏寒发热，无腹痛，时有恶心，无呕吐，无反酸嗳气，进食后稍有腹胀不适，无头痛，此次源于1周前胸闷、恶心较前加重，持续数小时不能缓解，与活动劳累关系不大，有反酸，无烧心、呕吐，无腹痛、腹泻，无畏寒、发热，在家自服药物效果欠佳，今天至门诊就诊，门诊以"冠心病心绞痛、胃炎、焦虑"收入院。患者此次起病以来，精神、睡眠及饮食欠佳，大便黄软，无黑便及血便，小便黄清，体重无明显变化。

既往史：平素健康状况一般；否认高血压病史，否认冠心病病史，否认糖尿病病史，否认传染病史，否认密切接触史。外伤史：否认外伤史，否认手术史。

个人史：无疫区、疫水接触史，无牧区、矿山、高氟区或低碘区生活史，无化学物质、放射性物质、有毒物质接触史，无毒品史，无酗酒、吸烟史，经量中等，无痛经，其余未知；育有2子2女，配偶及子女均健在。

家族史：父母已故，具体死因及去世年龄不详。家族中无类似患者。否认遗传病史。

检查：体温36.3℃；脉搏63次/分；呼吸20次/分；血压156/103mmHg。发育正常，营养中等，神志清楚，查体合作，步入病房。全身皮肤黏膜、巩膜无黄染，无苍白、无紫绀，浅表淋巴结未触及肿大，未见肝掌、未见蜘蛛痣。头颅外形正常。眼睑无浮肿，睑结膜无苍白。双侧瞳孔等大、等圆，对光反应存在。双外耳道无分泌物，乳突无压痛。鼻腔通畅，无异常分泌物，鼻旁窦无压痛。鼻唇沟对称。口唇无紫绀，口腔黏膜无溃疡，牙龈正常，伸舌居中。咽部无充血，双侧扁桃体无肿大。颈软，颈静脉无怒张，甲状腺无肿大，气管居中。胸廓正常，胸壁静脉无充盈、无曲张，胸骨无压痛。肋间隙正常，双侧呼吸运动对称，呼吸平稳、节律规整。双侧语颤对称，未触及胸膜摩擦感。胸部叩诊呈清音，双肺呼吸音清音，未闻及干、湿啰音。无心前区隆起，心尖搏动正常，心尖搏动位置：第五肋间隙左侧锁骨中线内5mm处，触诊无震颤，无心包摩擦感，叩诊心界正常，心律齐，各瓣膜区未闻及病理性杂音，无心包摩擦音，无毛细血管搏动征、无枪击音、无Duroziez双重音、无水冲脉等动脉异常搏动。腹外形腹部平坦，未见胃肠型及未见蠕动波，腹壁静脉无曲张。腹肌软，无压痛，无反跳痛。肝肋下未触及，脾肋下未触及肿大。墨菲征阴性。腹部叩诊呈鼓音，肝浊音界正常，肝肾区无叩痛，移动性浊音阴性，肠鸣音。腹部未及血管性杂音。肛门无畸形、肛裂。外生殖器无畸形、腹股沟疝。脊柱正常，四肢正常，无杵状指。双下肢无凹陷性水肿，四肢肌力正常，肌张力正常，生理反射存在，病理反射未引出。心电图：窦性心律，部分ST-T改变。

> **诊断** ①冠状动脉粥样硬化。②胆囊结石。③肾结石。

二、诊疗经过

入院后完善相关检查，2024年7月4日生化检验报告：糖化HbA1c：5.10%。血液检验报告：血清淀粉样蛋白A：6.14mg/L，全程全血C-反应蛋白：0.5mg/L，血红蛋白：115.0g/L，红细胞：3.54×10^{12}/L，红细胞压积：33.40%，红细胞分布宽度：13.0%，红细胞平均体积：94.4fL，平均血红蛋白量：32.6pg，平均血红蛋白浓度：344.0g/L，白细胞：3.63×10^9/L，中性粒细胞比率：62.70%，中性粒细胞数：2.27×10⁹/L，淋巴细胞比率：28.30%，淋巴细胞数：1.03×10⁹/L，单核细胞比率：5.80%，单核细胞数：0.21×10⁹/L，嗜酸性粒细胞比率：2.5%，嗜酸性粒细胞数：0.09×10⁹/L，嗜碱性粒细胞比率：0.7%，嗜碱性粒细胞数：0.03×10⁹/L，血小板：162×10⁹/L，血小板压积：0.20%，平均血小板体积：12.6fL，血小板分布宽度：16.6fL，大型血小板比率：44.1%。凝血检验报告：凝血酶原时间：11.4s，国际标准化比值：0.98，凝血酶原活动度：250.0%。生化检验报告：N-端脑利钠肽前体：527.2ng/L。生化检验报告：胆碱酯酶：5601.0U/L，谷胱甘肽还原酶：39.9U/L，乳酸脱氢酶：168.6U/L，总胆汁酸：1.0μmol/L，腺苷脱氨酶：6.8U/L，碱性磷酸酶：44.5U/L，单胺氧化酶：6.6U/L，谷氨酰转肽酶：10.0U/L，谷草转氨酶：17.7U/L，谷丙转氨酶：20.2U/L，谷草与谷丙比值：0.88，总蛋白：67.0g/L，白蛋白：42.8g/L，球蛋白：24.2g/L，白球比：1.77，总胆红素：12.2μmol/L，直接胆红素：2.3μmol/L，间接胆红素：9.9μmol/L，肌酸激酶：91.4U/L，同型半胱氨酸：7.5μmol/L，钾：3.32mmol/L，钠：138.9mmol/L，氯：101.7mmol/L，钙：2.09mmol/L，二氧化碳结合率：24.2mmol/L，阴离子隙：13.00mmol/L，磷：0.92mmol/L，镁：0.93mmol/L，铁：17.0μmol/L，乳酸：1.61mmol/L，尿素：4.54mmol/L，肌酐：58.2μmol/L，视黄醇结合蛋白：27.2mg/L，尿酸：269.7μmol/L，超氧化物岐化酶：170.4U/mL，胆固醇：4.42mmol/L，甘油三酯：0.66mmol/L，高密度脂蛋白：1.82mmol/L，低密度脂蛋白：2.55mmol/L，载脂蛋白A-Ⅰ：1.55g/L，载脂蛋白B：0.73g/L，脂蛋白-α：240.7mg/L。同位素检验报告：游离三碘甲状腺原氨酸：4.28pmol/L，游离甲状腺素：12.97pmol/L，促甲状腺素：1.091mIU/L，超敏肌钙蛋白Ⅰ＜0.003ng/mL。2024年7月4日彩超检查报告：检查结果左室收缩功能属正常范围。彩超检查报告：检查结果各房室大小正常二尖瓣轻微反流，三尖瓣轻微反流，主动脉瓣轻微反流。彩超检查报告：检查结果肝内钙化灶肝内多发结节考虑：血管瘤？胆囊多发结石双肾结晶。彩超检查报告：检查结果左室壁运动未见明显异常。CT检查报告：①右肺下叶钙化结节灶。②肝内高密度灶，考虑钙化。③胆囊结石。冠状动脉造影显示：冠脉分布类型为右冠优势型；左前降支未见明显狭窄；左回旋支未见明显狭窄，右冠未见明显狭窄，TIMI血流3级。

三、知识拓展

冠状动脉粥样硬化性心脏病，通常简称为冠心病，是一种缺血性心脏病。冠状动脉（冠脉）是负责向心脏供血的动脉，当冠状动脉发生因胆固醇及其他物质堆积形成的斑块所引起的动脉壁狭窄或闭塞，可导致心肌缺血、缺氧或坏死，触发胸痛、胸闷等不适的情况。

冠状动脉粥样硬化性心脏病一般情况下无明显症状，表现为做运动平板心电图检查时的异常改变。随着斑块的积累，管腔狭窄会使得血液无法顺畅流经，进而导致胸痛或不适，称为心绞痛，疾病情况严重还会导致心力衰竭和心律失常。此外，其他可能出现的症状包括心悸、呼吸短促、头晕等。

四、讨论分析

近年来，受多种因素影响，冠状动脉粥样硬化斑块发生率呈逐年增长的趋势，成为多种心血管疾病发生的主要因素，对群众生命安全构成严重威胁。因此，对于冠状动脉粥样硬化斑块做到早发现、早治疗显得尤为重要。有学者研究发现，冠状动脉斑块内炎性细胞因子可对冠周组织造成刺激，导致脂肪密度发生改变，血管周围脂肪衰减指数（FAI）可随着血管炎症的改变而增长，是不良心血管事件预测的重要指标，斑块负荷对预估不良心血管事件有着重要作用，斑块负荷越高，提示血流受阻越严重，冠脉斑块更易脱落对血管造成堵塞，引起不良心血管事件非钙化斑块负荷是指动脉硬化斑块，其钙质成分较钙化斑块更少，因此更易受到血流冲击影响，导致斑块破裂，堵塞远端血管。血管狭窄率是临床评估血管狭窄情况的主要指标，血管狭窄率越高，其冠脉血流阻力也会随之升高，增加不良预后风险。可见，FAI在冠状动脉粥样硬化中有较高的应用价值。能谱CT是一种基于能量分辨率的医学成像技术，能够获得包含不同能量水平的射线能谱，通过X射线与物质交互的方式获得图像，从而达到诊断的目的。与传统影像学技术相比较而言，能谱CT具有扫描速度快、组织对比度高、低keV成像等优势，能够多参数功能成像，并进行多种基物质浓度及有效原子序数测定，只需1次心跳即可完成冠脉CT检查，检查效率明显提高。将能谱CT应用在早期冠状动脉粥样硬化的诊断中能够获得清晰的影像学图像，临床可根据CT中斑块密度等的改变明确斑块性质，评估斑块脱落等风险，方便了下一步诊疗措施的开展。因此，能谱CT-FAI的应用能为临床提供更丰富的影像学信息，通过不同组织衰减系数与FAI比值的差异帮助医师更准确地鉴别病变组织，预测不良事件发生情况，较传统影像学技术优势更明显。

病例 ❸ 不稳定型心绞痛

一、病例简介

患者，女，73岁，退休职员，2024年7月1日入院。

主诉：冠状动脉支架植入术后18月余，胸痛1月余。

现病史：患者2019年2月因"劳力性胸闷"住院，完善冠脉造影术提示左前降支：开口狭窄40%，近中段弥漫性狭窄50%～95%，远段狭窄80%，左回旋支：细小，近段狭窄60%，右冠粗大，近段狭窄30%，中段狭窄40%，远段狭窄30%，当时患者拒绝行经皮冠状动脉介入治疗（PCI），予以药物（阿司匹林肠溶片、阿托伐他汀钙片、酒石酸美托洛尔等）保守治疗，一般情况可，后于2022年12月13日至12月22日因"胸闷"再次就诊我院，12月14日冠脉造影术提示右冠明显优势型；左主干：远段狭窄30%；左前降支：近中段弥漫性狭窄50%～95%伴严重钙化，远段狭窄50%，远段TIMI血流3级；回旋支：细小，未见明显狭窄；右冠状动脉：粗大，近段狭窄30%，远段狭窄50%，并行血运重建（左前降支植入两枚支架），院外规律服用药物（阿司匹林肠溶片100mg 1次/日、替格瑞洛90mg 2次/日、酒石酸美托洛尔25mg 2次/日及保心丸45mg口服3次/日），一般情况可；此次源于近1月余来无明显诱因出现胸痛不适，呈阵发性发作，以胸骨下段为主，静息下亦可出现，每次疼痛持续约10min，发作时无出汗，无黑蒙及晕厥，疼痛不向他处放射，伴有气急不适，能平卧，无夜间阵发性呼吸困难，无咳嗽咳痰，无咯血，无畏寒发热，无腹痛腹胀，无恶心呕吐，无反酸嗳气，间断性有头晕不适，两侧颞部有阵发性胀痛不适，未做特殊处理，为诊治，由家属陪同就诊，门诊以"冠心病心绞痛"收入院，患者此次起病以来，精神、饮食及睡眠可，大便黄软，无黑便及血便，小便黄清，体重无进行性消瘦。

既往史：平素健康状况一般；有高血压病史20年余，血压最高时达190mmHg（收缩压），目前口服沙库巴曲缬沙坦100mg 1次/日，监测血压稳定。有冠心病病史3年余，目前口服阿司匹林肠溶片、替格瑞洛、酒石酸美托洛尔及麝香保心丸。否认糖尿病病史。否认肝炎、结核传染病史。否认密切接触史。外伤史：否认外伤史，有冠状动脉支架植入手术史。否认输血史。预防接种史：已接种。

个人史：生长于原籍，生活习惯良好，否认外地久居史，否认疫区、疫情、疫水接触史，否认牧区、矿山、高氟区、低碘区居住史，否认化学性物质、粉尘、放射性物质、有毒物质接触史，否认吸毒史，否认吸烟史、饮酒史，否认药物成瘾史，否认冶游史。

家族史：否认遗传病史。

检查：体温36.6℃；脉搏62次/分；呼吸20次/分；血压157/103mmHg。发育正常，营养中等，神志清楚，查体合作，步入病房。全身皮肤黏膜、巩膜无黄染，无苍白、无紫绀，浅表淋巴结未触及肿大，未见肝掌、未见蜘蛛痣。头颅外形正常。眼睑无浮肿，睑结膜无苍白。双侧瞳孔等大、等圆，对光反应存在。双外耳道无分泌物，乳突无压痛。鼻腔通畅，无异常分泌物，鼻旁窦无压痛。鼻唇沟对称。口唇无紫绀，口腔黏膜无溃疡，牙龈正常，伸舌居中。咽部无充血，双侧扁桃体无肿大。颈软，颈静脉无怒张，甲状腺无肿大，气管居中。胸廓正常，胸壁静脉无充盈、无曲张，胸骨无压痛。肋间隙正常，双侧呼吸运动对称，呼吸平稳、节律规整。双侧语颤对称，未触及胸膜摩擦感。胸部叩诊呈清音，双肺呼吸音消音，未闻及干、湿啰音。无心前区隆起，心尖搏动正常，心尖搏动位置：第五肋间隙左侧。肋间隙正常，双侧呼吸运动对称，呼吸平稳、节律规整。双侧语颤对称，未触及胸膜摩擦感。胸部叩诊呈清音，双肺呼吸音清音，未闻及干、湿啰音。无心前区隆起，心尖搏动正常，心尖搏动位置：第五肋间隙左侧锁骨中线内5mm处，触诊无震颤，无心包摩擦感，叩诊心界正常，心律齐，各瓣膜区未闻及病理性杂音，无心包摩擦音，无毛细血管搏动征、无枪击音、无Duroziez双重音、无水冲脉等动脉异常搏动。腹外形腹部平坦，未见胃肠型及未见蠕动波，腹壁静脉无曲张。腹肌软，无压痛，无反跳痛。肝肋下未触及，脾肋下未触及肿大。墨菲征阴性。腹部叩诊呈鼓音，肝浊音界正常，肝肾区无叩痛，移动性浊音阴性，肠鸣音。腹部未及血管性杂音。肛门无畸形、肛裂。外生殖器无畸形、腹股沟疝。脊柱正常，四肢正常，无杵状指。双下肢无凹陷性水肿，四肢肌力正常，肌张力正常，生理反射存在，病理反射未引出。

诊断 ①不稳定型心绞痛。②冠状动脉粥样硬化性心脏病。③高血压病3级（极高危）。④慢性胃炎。

二、诊疗经过

入院后完善相关辅助检查，心脏彩超：提示左室壁运动未见明显异常，二尖瓣轻微反流，三尖瓣轻微反流，主动脉瓣轻微反流，左室顺应性减退。颈部血管彩超：双侧颈动脉斑块（多发），右侧锁骨下动脉斑块。血常规：血红蛋白：109.0g/L，红细胞：3.45×10^{12}/L，白细胞：5.20×10^9/L，中性粒细胞比率：65.40%，血小板：156×10^9/L。N端脑利钠肽前体：330.0ng/L。甲状腺功能：游离三碘甲状腺原氨酸4.35pmol/L，游离甲状腺素：14.47pmol/L，促甲状腺素：2.162mIU/L。超敏肌钙蛋白I：0.005ng/mL。凝血：凝血酶原时间：10.8s，纤维蛋白原3.14g/L，国际标准化比值：0.93，部分凝血酶原时间：23.7s，凝血酶时间：17.1s。电解质：钾：3.80mmol/L，钠：139.8mmol/L，氯：103.0mmol/L，钙2.12mmol/L。肾功能：尿素：5.17mmol/L，肌酐：66.9μmol/L，随机葡萄糖：8.47mmol/L，尿酸：285.0μmol/L。胸部CT提示右肺中叶及左肺舌段陈旧性病灶，与2022年12月13日胸部CT对比两肺病灶无明显变化，请结合临床，提示心包积液，胸主动脉及冠状动脉粥样硬化，部分胸椎高密度影：考虑为骨岛。腹部彩超：胆囊息肉样病变，双肾结晶。尿常肝：尿液性状黄色，酮体（-），蛋白质（-），葡萄糖（-），尿液镜检WBCO-2/HP。肝功能：谷草转氨酶：16.9U/L，谷丙转氨酶：12.5U/L，白蛋白：38.2g/L，总胆红素：7.2μmol/L，直接胆红素：2.1μmol/L，间接胆红素：5.1μmol/L。空腹葡萄糖4.31mmol/L。血脂：胆固醇4.40mmol/L，甘油三酯：1.16mmol/L，低密度脂蛋白：2.86mmol/L。大便常规：镜检未见细胞及虫卵，性状黄色软便。心肌酶、输血全套及凝血均未见异常。2024年7月2日完善冠脉造影术：右冠优势型；左前降支：近段原支架内未见明显狭窄，中段狭窄95%，远段血流TIMI3级；回旋支：细小，未见明显狭窄；右冠状动脉：粗大，近段狭窄30%，远段狭窄50%，远段血流TIMI3级，提示左前降支重度狭窄，有血运重建指征，反复尝试，普通球囊均无法通过，考虑钙化严重，后7月6日在OCT指导下行旋磨后行血运重建（植入药物洗脱支架1枚）。2024年7月6日复查血常规：血红蛋白：92.0g/L，红细胞：2.92×10^{12}/L，白细胞：4.78×10^9/L，中性粒细胞比率62.10%，血小板：158×10^9/L。电解质：钾：3.82mmol/L，钠：140.3mmol/L，氯：100.3mmol/L，钙：2.18mmol/L。肾功能：尿素：4.68mmol/L，肌酐：68.4μmol/L，尿酸：221.1μmol/L。2024年7月10日复查血常规：血红蛋白95.0g/L，红细胞：3.01×10^{12}/L，白细胞：5.49×10^9/L，中性粒细胞比率57.90%，血小板：207×10^9/L。电解质：钾：4.78mmol/L，钠：133.6mmol/L，氯：95.4mmol/L，钙：2.14mmol/L。

三、知识拓展

不稳定型心绞痛，是介于劳累性稳定型心绞痛与急性心肌梗死、猝死之间的临床表现，主要包括初发心绞痛、恶化劳力性心绞痛、静息心绞痛伴心电图缺血改变和心肌梗死后早期心绞痛。其特征是心绞痛症状进行性增加，新发作的休息或夜间性心绞痛或出现心绞痛持续时间延长。由于其具有独特的病理生理机制及临床预后，如果不能恰当、及时地治疗，患者可能发展为急性心肌梗死。

不稳定型心绞痛继发于冠脉阻塞的急性加重，后者是由于粥样瘤表面的纤维斑块破裂，出现血小板黏附引起的。与稳定型心绞痛相比，不稳定型心绞痛的疼痛更强，持续时间更长，较低的活动量就可诱发，休息时也可自发出现（卧位心绞痛），性质呈进行性（恶化型），这些改变可任意组合。大约30%的不稳定型心绞痛患者在发作后3月内可能发生心肌梗死。猝死少见，胸痛时心电图的明显变化是发生心肌梗死和猝死的重要标志。

四、讨论分析

临床通过探讨发现，不稳定型心绞痛随着病情进展，可能发生严重后果，即患者出现心肌梗死。这一疾病发生之后，患者会出现死亡风险。因此，临床上十分重视这一疾病患者的诊断及治疗。通过对患者的治疗方案进行优化，患者各项临床症状获得有效缓解。一些分析发现，使用尼可地尔，对不稳定型心绞痛患者的各项临床症状进行有效缓解，可以发挥积极作用，而且在患者的心脏功能改善方面，也可以发挥积极治疗作用。

病例 ④ 急性心肌梗死

一、病例简介

患者，男，69岁，农民，2022年7月27日入院。

主诉：咳嗽、憋气、发热9d。

现病史：患者入院9d前无明显诱因出现咳嗽、憋气及发热，体温最高38.5℃，咳嗽，咳黄痰，伴憋气，夜间为著，偶有少许痰中带血。2022年7月27日曾就诊于发热门诊，完善相关检查。胸部CT：左侧胸廓塌陷并左肺部分不张；双肺肺气肿；左侧胸腔积液、心包积液。血常规+C-反应蛋白：C-反应蛋白：82.58mg/L，白细胞：10.0×10^9/L，中性粒细胞：6.39×10^9/L，单核细胞：0.96×10^9/L。2022年7月28日完善胸腔及心包积液超声：心包积液（微-少量）。后至当地医院，输注"左氧氟沙星及头孢类"消炎药物6d，体温高峰下降，最高体温37.5℃，但患者憋气较明显，后收入院。自发病以来，神志清，精神可，食欲降低，睡眠欠佳，大小便无异常，体重无减轻。

既往史：2009年行"左肺腺癌"手术治疗，术后化疗治疗2周期。2013年行胸部CT示左肺腺癌术后复发，行放化疗及中医治疗。2015年开始口服"易瑞沙"抗肿瘤治疗。2019年开始口服"奥西替尼"抗肿瘤治疗。2021年11月19日曾因"喘憋半月"于心内科住院，冠脉造影结果显示：左主干血管末端狭窄20%；左前降支自D1发出处狭窄80%，D1开口狭窄60%，远段狭窄80%，D1分支近段狭窄80%；左回旋支近段闭塞，可见同侧侧支循环、左冠到右冠的侧支循环；右冠状动脉近中段狭窄30%~50%，中段闭塞，可见右室支到左前降支的侧支循环，建议行冠状动脉旁路移植术。患者及家属经商量后拒绝转心外科手术治疗。保守治疗后出院。2022年4月因"咯血"入院，出院诊断为：急性心肌梗死，冠状动脉粥样硬化性心脏病，心功能Ⅳ级；肺部感染；左肺腺癌术后复发，放化疗后，靶向治疗中，肺不张（左）；颈内动脉狭窄（双侧，中度）；电解质紊乱，低钠血症，低氯血症；胃炎；贫血；心包积液。院外口服"单硝酸异山梨酯缓释片、盐酸曲美他嗪缓释片、瑞舒伐他汀钙片、琥珀酸美托洛尔缓释片（倍他乐克）及呋塞米、螺内酯片"治疗。因间断有少许痰中带血，未抗血小板治疗。

个人史：生长于原籍，生活习惯良好，否认外地久居史，否认疫区、疫情、疫水接触史，否认牧区、矿山、高氟区、低碘区居住史，否认化学性物质、粉尘、放射性物质、有毒物质接触史，否认吸毒史，否认吸烟史、饮酒史，否认药物成瘾史，否认冶游史。

家族史：家族中无类似患者。否认遗传病史。

检查：体温37.6℃；脉搏94次/分；呼吸21次/分；血压106/63mmHg。右肺呼吸音稍低，左肺呼吸音极低，未闻及明显干、湿性啰音，心律齐，各瓣膜听诊区未闻及杂音。双下肢无水肿。B型钠尿肽563pg/mL，肌钙三联：高敏肌钙蛋白0.11μg/L；红细胞沉降率91mm/h。2022年8月9日复查血常规趋于正常；红细胞沉降率50mm/h；B型钠尿肽385pg/mL；肌钙三联：未见异常。2022年8月10日B型钠尿肽842pg/mL；肌钙三联未见异常。2022年8月11日晨起复查肌钙三联：高敏肌钙蛋白19.542μg/L，肌酸激酶同工酶128.31μg/L，肌红蛋白124.10μg/L；B型钠尿肽1023.00pg/mL。2022年8月28日白细胞：$16.6×10^9$/L；C-反应蛋白164.48mg/L。铜绿假单胞菌B类碳青霉烯酶NDM序列数：15；阴沟肠杆菌复合群B类碳青霉烯酶NDM序列数：15。痰培养结果：铜绿假单胞菌半定量（++++）。2022年8月30日细菌培养（肺泡灌洗液）：铜绿假单胞菌$>10^5$CFU/mL，为多重耐药菌；嗜麦芽窄食单胞菌$>10^5$CFU/mL。2022年9月3日中性粒细胞82.8%；C-反应蛋白21.87mg/L。

诊断 ①急性心肌梗死。②左肺腺癌术后复发。

二、诊疗经过

入院后给予头孢他啶抗感染、喜炎平清热解毒等治疗。患者住院期间憋气减轻，体温逐渐趋于正常。2022年8月10日患者出现咽喉部疼痛不适，给予紧急完善心电图检查：窦性心动过速，显著的ST段异常，提示急性心肌梗死。后突发室颤，心率200次/分左右，立即给予胸外心脏按压，紧急电除颤，给予肾上腺素1mg，静脉注射，立即执行，逐渐恢复窦性心律，心率自43次/分逐渐升至心率108次/分左右，患者血氧饱和度降至80%，给予紧急气管插管接呼吸机辅助通气，P-A/C模式，吸入气中的氧浓度分数：100%，压力支持：16cmH$_2$O，呼气末正压：5cmH$_2$O，呼吸频率：12bpm，血氧饱和度98%左右。气道内可吸出粉红色泡沫痰。给予镇痛、镇静治疗，后血压较低，给予多巴胺维持血压。

　　患者住院期间体温反复，2022年8月14日升级抗生素为美罗培南抗感染治疗。患者气管插管接呼吸机辅助通气，P-A/C模式，参数逐渐调整：吸入气中的氧浓度分数为35%，压力支持为12cmH$_2$O，呼气末正压为5cmH$_2$O，呼吸频率为15bpm，呼吸机潮气量为350mL左右，血氧饱和度97%左右，但更换为间隙按需通气模式后患者会出现呼吸急促，不能耐受，反复尝试失败。考虑患者脱机拔管困难，2022年8月23日行气管切开治疗。气管切开后患者体温仍反复，最高体温38.6℃左右，应用美罗培南抗感染治疗第13天，复查床旁胸片（图2-1、图2-2）肺部渗出较前较少，但仍有反复发热。

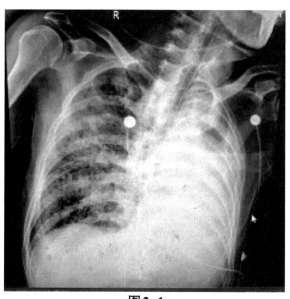

图2-1

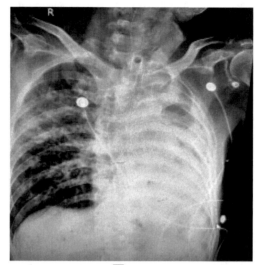

图 2-2

2022年8月26日请全院发热多学科（感染性疾病科、重症医学科、临床药学部）会诊，建议根据药敏结果，（2022年8月27日始）给予ZAV：2.5g，每8h 1次，联合阿米卡星：0.6g，1次/日，抗感染，行纤维支气管镜治疗、肺泡灌洗，留取灌洗液病原学检查。

2022年8月27日床边气管镜检查，右支气管：管腔通畅，黏膜充血、水肿，表面附着大量黏性分泌物，未见新生物；左支气管：左主支气管管壁附着大量黏性分泌物，左上叶支气管口未见，左下叶支气管管口见新生物突入管腔，完全阻塞管口，镜身不能通过，吸净分泌物后退镜。

患者气管切开后，加强了气道护理及痰液引流，患者病情逐渐好转，神志清，精神状态好转，2022年8月27日将呼吸机模式更换为间隙按需通气模式，吸入气中的氧浓度分数：35%，患者自主呼吸可，氧饱和度在98%左右。予以续贯气管切开接高流量呼吸机辅助通气，设流量45L/min，吸入气中的氧浓度分数为35%，患者呼吸频率在16次/分左右，末梢血氧饱和度为97%左右。

2022年8月28日患者痰培养结果：铜绿假单胞菌半定量（++++），为多重耐药菌，给予接触隔离。

2022年8月30日抗生素调整为ZAV联合阿米卡星抗感染后患者体温逐渐下降至最高体温37.1℃左右，复查血炎症指标明显降低，C-反应蛋白：21.87mg/L。

2022年9月5日（疗程9d）停用ZAV及阿米卡星，降级为头孢他啶继续抗感染治疗。

2022年9月6日患者续贯应用气管切开接文丘里湿化氧疗，吸氧浓度29%，心电监护提示末梢氧饱和度为96%左右，呼吸频率20次/分左右。患者病情好转，神志清，精神可，体温正常，文丘里湿化氧疗无不适，已康复出院。

三、知识拓展

急性心肌梗死发病起始症状差异极大，有些起病急、症状严重；有些症状轻微，未引起注意而未就诊；有些无明显症状，为无症状性心肌梗死。临床上疼痛是最常见、最早出现、最为突出的起始症状。其疼痛部位、放射部位、疼痛性质与过去心绞痛相似，但程度严重，常难以忍受。主要为胸骨后或心前区，有时上腹或剑突处有压榨性疼痛，或有紧缩感。多伴大汗、恐惧、濒死感。持续时间大于30min，可长达数小时或更长。休息或含硝酸甘油不能缓解。

疼痛常是心肌缺血、缺氧的标志，也是溶栓治疗的重要指标之一。但有15%～25%患者无疼痛症状，常见于老年人，有脑血管病或糖尿病患者。原因可能是脑动脉硬化，脑软化痛觉迟钝，糖尿病伴心脏神经病变使痛觉传入受阻，冠脉闭塞极快，感觉神经末梢与心肌迅速坏死或严重并发症如心衰、休克或并存病掩盖了疼痛。

除此外，尚有不典型的疼痛部位。如位于头颈部、咽部、下颌、面颊、肩背、牙龈、右下腹部，无胸痛仅觉胸部不适伴头晕、心悸、无力、出汗等非特异性症状，常常被误诊。

（一）临床症状

急性心肌梗死在发病最急性期的表现：在急性期根据患者症状轻重而表现不同，疼痛不重者表情安静，剧痛者呈急性危重病容，出汗、烦躁不安，脸色苍白或发绀；心力衰竭者半坐位或端坐呼吸；休克者大汗淋漓，肢端厥冷，神志模糊，甚至不清。在发病后30min内，患者呈自主神经失调，前壁梗死多表现为交感神经亢进，心率增快至100次/分，血压可升高至160/100mmHg；心排血量明显降低者，则血压明显降低。下壁梗死多为副交感神经亢进，如心率减慢，低于60次/分，血压降低，收缩压低于100mmHg。此后，心率和血压的变化主要与梗死范围和存在的并发症有关，发病早期室性心律失常最为常见，如室性期前收缩、室性心动过速和心室颤动。

（二）急性心肌梗死的心脏体征

（1）超过半数的病例心脏浊音界可有轻度至中度增大，在有高血压史，或有心力衰竭者中较显著。

（2）疼痛、焦虑和心功能不全或血容量不足均可有心率增快＞100次/分。下壁心肌梗死常常为窦性心动过缓＜60次/分。

（3）发病早期心律失常，常常可听到心律失常。

（4）心尖部S1减弱，大多数患者心尖部可听到S4，并发心功能不全时可听到S，又称室性奔马律，偶可听到S3、S4重叠性奔马律。

（5）急性期在心尖部或胸骨左缘可听到新出现的收缩期吹风样杂音，响度多变，并突然出现，又突然消失，为乳头肌功能不全引起急性二尖瓣关闭不全所致，如杂音出现在胸骨左缘第3～4肋间同时伴震颤常提示室间隔穿孔。

（6）心包摩擦音可出现在梗死后2～3d，是由透壁性梗死波及心包所致，如出现在10d左右应考虑梗死后综合征。摩擦音可持续数天或短时即消失。

四、讨论分析

急性心肌梗死的治疗目的在于保护和维持心肌功能，挽救濒死心肌，防止梗死面积的扩大，缩小心肌缺血范围，及时处理严重心律失常，泵衰竭和各种并发症，防止猝死，使患者不但能度过急性期，且康复后还尽可能保持有功能的心肌。诊断为急性心肌梗死或疑有急性心肌梗死的患者收入冠心病监护病房（CCU）后，首先要做如下处理：包括吸氧、镇静和止痛、输液、心电监测及血压监测，对血流动力学不稳定的患者应加行右心气囊漂浮导管监测。此外，还必须给予其他的一般治疗护理，包括饮食、排便及活动的调理等。而在临床治疗中常使用有利于缩小心肌梗死面积的药物如硝酸酯类、β-受体阻滞剂、钙通道阻滞剂、血管紧张素转换酶抑制剂及心肌能量代谢药物等。这些药物通过不同的药理作用机制，起到有利于缩小心肌梗死面积的作用。

病例 5 扩张型心肌病

一、病例简介

患者，男，52岁，农民，2023年5月17日入院。

主诉： 反复胸闷、气促4年，咳嗽、咳痰2个月。

现病史： 入院前4年，患者受凉后出现胸闷、气促，呈前胸部持续闷胀感，伴四肢乏力，活动时明显，休息可缓解，间断伴咳嗽、咳黄色痰，无发热、双下肢水肿，曾到医院就诊，考虑诊断为"冠心病、慢性心功能不全、肺部感染"，给予综合药物治疗后好转出院。住院期间未行冠脉CTA或冠脉造影检查，出院后口服"阿司匹林、氯吡格雷、缬沙坦、瑞舒伐他汀"药物治疗2年。入院前2年，患者自行停服以上药物。入院前2个月，患者受凉后再发胸闷、气促、四肢乏力，伴进行性双下肢水肿、端坐呼吸、出汗、纳差，咳嗽、咳黄痰；不伴发热、胸痛、黑蒙、晕厥。先后就诊于多家医院，静脉给予"呋塞米、去乙酰毛花苷"治疗后症状未见明显好转。

既往史： 否认高血压病及糖尿病病史。

个人史： 生长于原籍，生活习惯良好，否认外地久居史，否认疫区、疫情、疫水接触史，否认牧区、矿山、高氟区、低碘区居住史，否认化学性物质、粉尘、放射性物质、有毒物质接触史，否认吸毒史，否认吸烟史、饮酒史。

家族史： 家族中无类似患者。否认遗传病史。

检查： 体温36.6℃；脉搏118次/分；呼吸23次/分；血压132/79mmHg。神志清楚，对答切题，呼吸急促，精神差，半卧位休息；巩膜轻度黄染，颈静脉怒张，双肺叩诊呈浊音，双肺呼吸音粗糙，双下肺可闻及湿啰音，右肺为著。心前区无隆起，心脏浊音界扩大，心率118次/分，心律齐，心尖区可闻及4/6级收缩期吹风样杂音，未闻及额外心音及心包摩擦音，肝颈静脉反流征阳性。腹壁静脉无曲张。腹软，上腹轻压痛，无反跳痛与肌紧张；移动性浊音阴性；双下肢重度凹陷性水肿。血常规示：白细胞7.76×10^9/L；血红蛋白123g/L；降钙素原0.07ng/mL；血钾4.28mmol/L；钠140.30mmol/L；血肌酐86.1μmol/L；血尿素氮6.9mmol/L；谷丙转氨酶22.2IU/L；白蛋白35.0g/L；血清总胆固醇2.95mmol/L；甘油三酯0.71mmol/L；高密度脂蛋白0.83mmol/L；低密度胆固醇2.04mmol/L。甲状腺激素、凝血象未见异常。心肌损伤标志物检查：肌钙蛋白I 0.07ng/mL。入院心电图：窦性心动过速，117次/分，电轴不偏，ST-T改变。心脏彩超：①左房、右房、左室增大。②二尖瓣重度反流，三尖瓣中度反流，主动脉瓣轻度反流。③左室壁搏幅降低。④左室收缩及舒张功能降低。⑤心动过速。正位胸X片：心影增大，双肺淤血伴感染？双侧胸腔少量积液。

> 诊断 ①扩张型心肌病，心脏增大，阵发性房颤，多源室性早搏，心功能Ⅲ-Ⅳ级。②双侧肺炎。③双侧胸腔少量积液。④慢性胃炎。

二、诊疗经过

第1天气促、乏力、纳差明显，夜间高枕位休息，双下肢重度凹陷性水肿。

第4天加用比索洛尔片2.5mg 2次/日。气促、乏力明显缓解，无纳差，夜间可平卧，双下肢轻度凹陷性水肿。

第8天比索洛尔片5mg 1次/日，+2.5mg每晚1次，无乏力、纳差，双下肢无水肿。第11天比索洛尔片5mg 2次/日，精神佳，说话有力，平地活动不受限。

三、知识拓展

扩张型心肌病（dilated cardiomyopathy，DCM）是一类以心脏左心室或双心室扩大并伴收缩功能障碍为特征的心肌病。其病因众多，有可能是感染、免疫反应，也可能是遗传性疾病、毒物或代谢紊乱等。此外，还有一部分DCM的发病原因至今不明。当前我国的发病率数据为13/10万~84/10万。

扩张型心肌病的症状多样，主要表现有心力衰竭、心律失常、猝死等。早期可能无症状或者轻微，病情晚期则会有明显的心衰症状。患者活动时会出现呼吸困难、夜间阵发性呼吸困难、活动耐量下降等，还可能包括食欲下降、腹胀及下肢水肿等；当患者合并肺栓塞时，可出现胸痛、咯血等症状。

四、讨论分析

扩张型心肌病的病因不明、病理机制复杂，其主要病理表现为左心室、右心室或双侧心室增大，伴有心肌肥厚、心肌收缩功能减退，伴或不伴有心力衰竭，可通过超声心动图明确诊断。本病临床表现主要为低射血分数值、进行性心衰、恶性心律失常、血栓栓塞、心源性休克及猝死等，并可发生于疾病发展过程中的任何阶段，其为导致心力衰竭的主要病因之一。部分本病患者具有家族遗传倾向，此外可能的病因包括感染、非感染的炎症、中毒（包括酒精等）、内分泌代谢紊乱、精神创伤等。

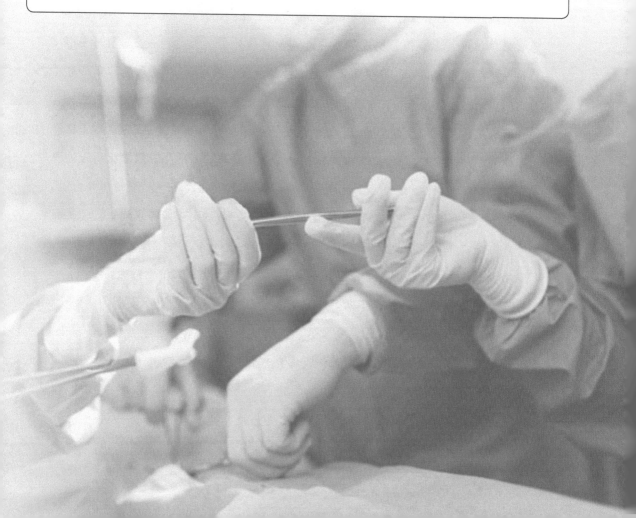

第三章

消化内科病例精选

病例 ① 消化道出血

一、病例简介

患者，女，48岁，职员，2024年5月27日入院。

主诉：便血2d。

现病史：患者2d前无明显原因及诱因出现便血2次，暗红色，量较多，无血块，具体欠详，无明显腹痛、腹胀，无恶心呕吐，无胸闷憋气，无头痛、头昏、发热、畏寒等不适。1d前患者再次出现黑便，柏油样，量具体欠详，无血块，患者无明显腹痛不适，无反酸、烧心，无恶心、呕吐，无发热、寒战，无意识障碍，无咳嗽、咳痰，无胸闷、胸痛等，在外未行特殊处置，为行进一步诊治于医院，门诊以"便血原因待诊，肝硬化食管胃底静脉曲张破裂出血？"收入院治疗，患者自发病以来神志清，精神饮食可，大便如上述，小便如常，近期体重无明显减轻。

既往史：既往"干燥综合征"8年，现服用"白芍总苷胶囊早2粒，晚1粒甲泼尼龙片1.5片早一次"治疗，未规律就诊复查。发现"肝硬化、门静脉高压、脾大"病史1个月，未系统诊治，现口服"熊去氧胆酸1粒2次/日"，"胃溃疡并出血"病史1个月，病情好转出院。否认高血压、糖尿病、心脑血管病等疾病史，否认肝炎、结核或其他传染病史及密切接触史，预防接种史不详，有"氯化钾"过敏史，否认食物过敏史，否认外伤史，否认手术史，否认输血史，其他无特殊。

个人史：生长于原籍，生活习惯良好，否认外地久居史，否认疫区、疫情、疫水接触史，否认牧区、矿山、高氟区、低碘区居住史，否认化学性物质、粉尘、放射性物质、有毒物质接触史，否认吸毒史，否认吸烟史、饮酒史，否认药物成瘾史，否认冶游史。

家族史：家族中无类似患者。否认遗传病史。

检查：体温36.3℃，脉搏84次／分，呼吸18次／分，血压136/71mmHg。神志清，精神不振，贫血貌，睑结膜苍白，巩膜无黄染，全身浅表淋巴结未触及肿大，口唇无紫绀，双肺未闻及干、湿性啰音，心律齐，腹部平坦，触软，上腹压痛，无反跳痛，移动性浊音阴性，左下肢稍水肿。血常规示白细胞计数：$2.07×10^9$/L；中性粒细胞百分比：59.4%；血红蛋白：69g/L；红细胞压积：23.8%；平均红细胞体积：82.9；平均红细胞血红蛋白量：24pg（正常值为27~34pg）；平均红细胞血红蛋白浓度：290g/L（正常值为316~354g/L）；血小板：$103×10^9$/L。凝血常规示凝血酶原时间PT：15.7s（正常值为10~14s）；凝血酶原活动度PT%：59.3%（正常值为80%~130%）；凝血酶原INR值：1.3（正常值为0.8~1.2）；纤维蛋白原定量：1.73g/L（正常值为2~4g/L）。余正常生化示：血钾：2.85mmol/L；血钙：1.98mmol/L；白蛋白：35.7g/L；示低钾低钙血症。大便常规潜血示潜血阳性。上腹部下腹部CT平扫加强化及门静脉CT血管成像CTV考虑肝硬化、门静脉高压、脾大、腹水、胃底静脉曲张、胆囊继发性改变、副脾、左肾小囊肿，请结合临床。门静脉CTV示门静脉主干及其分支、各属支增宽，主干宽约1.6cm；门静脉主干、左右支、脾静脉、肠系膜上静脉走行自然，管腔通畅，未见明显充盈、缺损。

> 诊断　①消化道出血。②食管胃底静脉曲张破裂出血。③胃溃疡出血。④肝硬化失代偿期。⑤门静脉高压。⑥脾大。⑦慢性胃炎。⑧左肾囊肿。

二、诊疗经过

患者入院后给予禁饮食、心电监测、吸氧，给予静脉补液保肝及艾司奥美拉唑静脉抑酸护胃及止血补液、输注白蛋白及利尿及头孢他啶抗感染等治疗。患者结合病史考虑自身免疫性肝硬化食管胃底静脉曲张破裂出血可能，入院后给予奥曲肽注射液持续泵入降低门静脉压力，告知患者家属胃镜检查及内镜下食管静脉曲张套扎及胃底静脉曲张组织胶注入治疗的相关事宜，告知手术可能风险及获益，告知内镜下治疗目的在于减少再出血风险，告知患者及家属术中及术后可能出现出血，严重者可能大出血，患者家属表示理解并同意内镜下治疗。

行内镜下食管静脉曲张套扎治疗+胃底静脉曲张组织胶注入治疗。

内镜下治疗：食管下段见4条曲张静脉，结节迂曲状，可见红色征。胃底黏膜充血糜烂，胃底贲门见多发曲张静脉团。胃体黏膜充血水肿，散在多发糜烂发红。胃角弧形，黏膜光滑。胃窦黏膜充血水肿，大弯侧见隆起病变，未见溃疡，红白相间，以红为主，蠕动正常。幽门圆形，黏膜光滑。十二指肠球部黏膜光滑，未见溃疡。十二指肠降部所见近段黏膜光滑，未见溃疡。患者食管胃底静脉曲张，给予内镜下食管静脉曲张套扎+胃底静脉曲张组织胶注入治疗。

治疗：食管自齿状线开始给予密集套扎，共套扎14环；胃底给予50%GS+组织胶+50%GS注射，共注射1点，应用组织胶0.5mL；手术顺利。患者行内镜下食管胃底静脉曲张套扎+胃底组织胶注射治疗后无明显呕血黑便，继续给予艾司奥美拉唑抑酸护胃及保肝、输注白蛋白利尿及补液等治疗，后复查血常规示血红蛋白57g/L，较前下降，给予输注悬浮红细胞2U，患者住院期间无呕血黑便，病情好转稳定出院。

三、知识拓展

上消化道出血是指发生在食管、胃和十二指肠的出血现象。这些器官位于消化道的上部，因此被称为上消化道。当这些器官的黏膜发生损伤或破裂时，就可能导致出血。上消化道出血是一种常见的临床症状，可能由多种原因引起，如消化性溃疡、胃炎、食管静脉曲张、胃肠道肿瘤等。

消化性溃疡是最常见的上消化道出血原因，占所有病例的50%以上。消化性溃疡是指胃和十二指肠黏膜发生溃疡的病变，主要原因是胃酸分泌过多和胃黏膜防御能力下降。当胃酸侵蚀到黏膜下层的小血管时，就可能导致出血。

四、讨论分析

结合该患者病史考虑为自身免疫性肝硬化食管胃底静脉曲张破裂出血，入院后给予内科治疗，给予禁饮食、心电监护、吸氧、艾司奥美拉唑静脉抑酸护胃及输注白蛋白、利尿及保肝等治疗，患者消化道出血考虑肝硬化食管胃底静脉曲张破裂出血，入院后给予奥曲肽注射液持续泵入降低门脉压力治疗。完善相关术前准备后行内镜下食管静脉曲张套扎+胃底静脉曲张组织胶注入治疗，手术顺利，术后无明显迟发性出血表现，病情好转稳定出院。肝硬化食管胃底静脉曲张破裂出血属于上消化道出血中常见且病情较严重的病因，在控制急性消化道出血内科治疗方面，目前主要通过静脉抑酸及生长抑素类似物降低门静脉压力及输注红细胞及吸氧、补液及保肝等治疗。

内科治疗效果欠佳或者有活动性出血可考虑内镜下治疗，即食管静脉曲张套扎+胃底静脉曲张组织胶注入治疗或介入胃底冠脉静脉栓塞治疗或外科脾切除+贲门周围血管离断术等治疗。上述治疗目的在于降低再出血风险，根据食管胃底静脉曲张干预时机减少再出血风险方法分为一级预防和二级预防治疗。该患者给予内镜下食管静脉曲张套扎治疗+胃底组织胶注射治疗，属于内镜下干预治疗，目的在于降低再出血风险，内科降低门脉压力也可口服药物如卡维地洛、普萘洛尔等，需结合病情及注意心率情况。该患者经内镜下治疗后病情好转稳定，需定期随访复查及复查胃镜明确静脉曲张恢复及消退治疗。该病例体现肝硬化食管胃底静脉曲张破裂出血内科药物及相关治疗、内镜在止血应用即食管静脉曲张套扎治疗+胃底组织胶注射治疗。符合目前肝硬化食管胃底静脉曲张破裂出血诊治进展及内镜下诊治指南，体现内科治疗及内镜下干预治疗优势，为患者降低再出血风险，延长生存时间及改善预后。

病例 ❷ 食管黏膜病变

一、病例简介

患者，男，79岁，农民，2023年6月27日入院。

主诉：反酸、烧心1个月。

现病史：患者1个月前无明显原因及诱因出现反酸、烧心，进食后缓解，伴恶心，无呕吐，无咳嗽、咳痰，无腹痛、腹胀，无腹泻，无胸闷、憋气、胸痛，无头痛、头昏不适，无寒战、发热，患者为进一步诊治就诊，门诊行胃肠镜显示：食管病变性质、反流性食管炎、慢性萎缩性胃炎伴肠化。胃镜病理：食管距门齿34cm处有局灶鳞状上皮呈高级别上皮内瘤变；胃底黏膜中度慢性炎伴轻度活动性炎，轻度萎缩。现为求进一步诊疗，门诊以"食管黏膜病变"收入院。患者自发病以来，神志清，精神可，饮食及睡眠可，二便如常，近1月体重下降约5kg。

既往史：既往体健，否认高血压、糖尿病、心脑血管病等疾病史，否认肝炎、结核或其他传染病史及密切接触史，预防接种史不详，否认药物及食物过敏史，否认外伤史，否认手术史，否认输血史，其他无特殊。

个人史：生长于原籍，生活习惯良好，否认外地久居史，否认疫区、疫情、疫水接触史，否认牧区、矿山、高氟区、低碘区居住史，否认化学性物质、粉尘、放射性物质、有毒物质接触史，否认吸毒史，否认吸烟史、饮酒史，否认药物成瘾史，否认冶游史。

家族史：家族中无类似患者。否认遗传病史。

检查：体温36.7℃；脉搏62次/分；呼吸17次/分；血压144/78mmHg。神志清，精神一般，全身浅表淋巴结未触及肿大，睑结膜无苍白，巩膜无黄染，双肺未闻及干、湿性啰音，心律齐，未闻及明显病理性杂音，腹软，无压痛反跳痛，双下肢不肿。胃镜显示：食管病变性质、反流性食管炎、慢性萎缩性胃炎伴肠化。
胃镜病理：食管距门齿34cm处有局灶鳞状上皮呈高级别上皮内瘤变；胃底黏膜中
度慢性炎伴轻度活动性炎，轻度萎缩。

> **诊断** ①食管黏膜病变。②反流性食管炎。③慢性萎缩性胃炎。

二、诊疗经过

入院后完善相关检查：血常规示白细胞7.2×10^9/L，中性粒细胞百分比65%，血红蛋白120g/L，血小板200×10^9/L。生化示肝功能、肾功能、电解质均正常。胃镜检查：食管距门齿30~35cm处可见一大小约2.0cm×1.5cm黏膜隆起，表面粗糙，质地较硬，边界不清。活检病理示高级别上皮内瘤变。超声内镜检查：病变位于黏膜层及黏膜下层，未侵犯肌层。根据患者情况进行内镜治疗，内镜下黏膜剥离术的治疗过程：于食管病变处DUAL标记，沿标记点外缘黏膜下注射，抬举可，沿标记点外缘切开，逐层剥离，直至完整剥离，创面止血钳止血，标本固定送检，术中出血少，患者生命体征平稳，无皮下气肿等。术后给予静脉抑酸、补液等治疗，有助于减少胃酸对创面的刺激，促进创面愈合，同时补充患者因手术和禁食等可能缺失的液体和电解质等。患者无迟发性出血穿孔等并发症，病情稳定后出院。

三、知识拓展

食管黏膜病变是一种比较常见的消化道疾病，一般指的是食管炎症，也有可能指的是食管癌前病变，通常会导致患者出现一系列的不适症状，而且有可能会发生癌变，需要引起足够的重视。

有些人平时的饮食习惯不好，会经常食用一些辛辣、刺激性的食物，而且还会进行过烫的饮食，这样就会对食道黏膜组织产生持续的刺激，使局部黏膜组织出现异常增生等病理改变，从而引发食道黏膜病变。这种疾病会伴有反酸、烧心、胸骨后烧灼感以及恶心、呕吐等异常症状，通过胃镜检查食管能够及时发现，如果随着病情的不断加重，往往会形成食管炎甚至食管癌，引发严重的后果。

四、讨论分析

该患者因食管高级别上皮内瘤变入院，完善相关检查及术前准备，与患者家属沟通食管早癌内镜黏膜下剥离术（ESD）切除相关事宜，患者家属表示理解并同意ESD切除，手术顺利，术后病理示食管高级别上皮内瘤变，多灶出芽状浸润，未累及黏膜肌层，食管黏膜内癌如果能及时发现，给予内镜下治疗如内镜下黏膜切除术（Endoscopic mucosal resection，EMR）或ESD，若完整顺利切除可取得与外科手术相似的根治效果，根据早期食管癌目前内镜下诊治进展及指南，早期发现若不超过黏膜肌层可给予内镜下切除治疗。

如EMR及ESD治疗，可达到根治效果，具有术后恢复快、住院费用低、手术风险并发症发生率低及预后生活质量高等优点，属于消化道疾病内镜下应用，体现内镜微创治疗优势，目前在临床已经推广使用，临床效果好、安全性高，中国食管鳞状上皮癌属于高发，虽然早癌内镜下治疗效果明确，但大多数患者发现时已处于进展期，能够早期筛查发现食管早癌并给予内镜下治疗能够取得良好临床治疗效果，改善疾病预后及转归，常规白光内镜筛查及图像增强内镜技术如放大内镜、窄带成像技术、染色内镜技术等的出现、提高了食管早癌诊断的发现率及临床进一步诊治。

病例 ❸　急性胆管炎

一、病例简介

患者，男，75岁，农民，2023年9月13日入院。

主诉：身目黄染、胁痛、发热3月余，再发1d。

现病史：患者2023年4月20日因发热、腹痛就诊于青医附院，诊断为急性胆囊炎、急性胰腺炎、胆总管结石伴化脓性胆管炎、胆囊结石伴胆囊炎、双肺慢性炎症伴胸腔积液，行内镜逆行胰胆管造影术（ERCP）+十二指肠乳头括约肌切开术（EST）+网篮取石+球囊取石+鼻胆管引流术+壶腹切口部分吻合术，给予舒普深抗感染、抑酸、补液等综合治疗。患者腹痛消失，体温恢复正常，于2023年4月30日出院。2023年5月9日患者再次出现发热，无腹痛、无畏寒、寒战。无尿频、尿急、尿痛，再次住院治疗。诊断为急性胆管炎、胆囊结石伴急性胆囊炎。给予莫西沙星抗感染及保肝、利胆等药物治疗，体温恢复正常。患者胆红素高，建议患者行ERCP放置支架引流胆汁，患者家属拒绝，并自动出院。出院后服用左氧氟沙星片、雷贝拉唑钠肠溶胶囊、茵栀黄颗粒、谷胱甘肽片、熊去氧胆酸胶囊，2023年6月25日患者再次出现发热，体温最高39.4℃，无畏寒、寒战，无腹痛、无畏寒、寒战。无尿频、尿急、尿痛，病情稳定后患者要求出院。今天患者病情再发，来院就诊，由门诊以"黄疸病"收入院。目前患者身目黄染，右胁不适，纳差，口干，无恶心、呕吐，无腹泻、腹胀，无心慌、胸痛，小便黄赤，大便通畅，无灰白及陶土样大便。近期体重无明显减轻。

既往史：既往体健。否认高血压、糖尿病、心脑血管疾病等重要病史，否认肝炎、结核等传染病史，否认药物、食物过敏史，否认重大外伤史，有输血史，末次输血时间2023年7月30日，输注A型RH阳性冰冻血浆370mL，无输血反应。

计划免疫接种史随当地。

个人史：生长于原籍，生活习惯良好，否认外地久居史，否认疫区、疫情、疫水接触史，否认牧区、矿山、高氟区、低碘区居住史，否认化学性物质、粉尘、放射性物质、有毒物质接触史，否认吸毒史，否认吸烟史、饮酒史，否认药物成瘾史，否认冶游史。

家族史：家族中无类似患者。否认遗传病史。

检查：体温36.2℃；脉搏74次/分；呼吸19次/分；血压121/65mmHg。腹部平坦，软，右上腹压痛，无肌紧张及反跳痛，未触及腹部包块，肝脾肋下未触及，肝区叩痛阴性，墨菲征阳性，移动性浊音阴性，肠鸣音正常。双肾区无叩痛。肛门与直肠及生殖器未查。脊柱、四肢无畸形，活动自如。脊柱生理弯曲存在。双下肢无水肿。肱二头肌反射正常，肱三头肌反射正常，膝反射正常，跟腱反射正常，巴宾斯基征阴性，脑膜刺激征阴性。

> 诊断　①急性胆管炎。②肝衰竭。③脂肪肝。④肝囊肿。⑤胆囊炎。⑥肾结石。⑦前列腺增生合并结石。⑧胸腔积液。⑨贫血。

二、诊疗经过

Ⅰ级护理。低脂、高维生素饮食。宜保暖，调情志，忌辛辣厚味。

给予保肝降酶、抗感染、利胆、退黄等对症支持治疗，同时要注意给予高蛋白、高热量、低脂饮食，必要时静脉营养支持。维持水电解质平衡，防止酸碱失衡。关心患者心理状况，给予必要的心理疏导。患者肝功能衰竭，与患者及家属沟通，患方同意明天行人工肝血浆置换治疗。

患者开始人工肝-血浆置换术，术前生命体征稳定，术前予泮托拉唑40mg静脉滴注，预防应激性溃疡出血等并发症，予低分子肝素钙4250IU静脉注射，以防体外循环血路凝血，治疗过程顺利，术中患者生命体征平稳，未诉有特殊不适。共历时约1.5h，置换血浆3000mL，术后生命体征平稳，无特殊不适。主治医师查房，患者目前无明显消化道症状，身目黄染较前减轻，肝功能稳定，与患者及家属充分交代病情，准予患者出院，出院后予苦黄颗粒清热利湿退黄、头孢克洛缓释片抗感染、复方甘草酸苷胶囊保肝降酶治疗。

三、知识拓展

急性胆管炎是指胆管系统的急性细菌性炎症，合并有胆道梗阻的病理改变。腹痛、寒战发热、黄疸为典型临床表现（Charcot三联征），如果合并出现低血压和中枢神经系统抑制症状，即Reynolds五联征，为重症急性胆管炎的表现，是胆管结石患者死亡的主要原因。根据梗阻的部位可将急性胆管炎分为两类：

（一）肝外梗阻型

以上腹绞痛、寒战高热和黄疸三大症状为特点。腹痛常最先出现，位于上腹或右上腹，呈持续性、阵发性加重的绞痛，旋即出现寒战高热，黄疸在发作后数小时出现。查体于剑下及右上腹明显压痛、肌紧张。部分患者可触到肿大的胆囊或肿大的肝脏，并有压痛。查血白细胞有明显增高，尿胆红素阳性，血总胆红素和直接胆红素及谷丙转氨酶（GPT）均升高。严重时伴低血压或休克，如果处理不及时，可在数小时内昏迷，病死率很高。

（二）肝内梗阻型

与肝外梗阻型相似，有腹痛、寒战、高热、脉速、白细胞增高等化脓性感染的全身症状，严重时也可出现低血压及休克。因只有一侧肝内胆管梗阻，故可以不出现黄疸或仅有轻微的黄疸。

四、讨论分析

急性胆管炎是一种危及生命的全身性疾病，其病因多样，胆道梗阻和胆管内病原体的存在是急性胆管炎发生的关键因素。及早确诊并采取适当的治疗措施对于疾病的治愈和患者的预后至关重要，因为如果不能迅速诊断，将延误治疗时机，可能会危及生命。

然而，对于急性胆管炎的诊断，东京指南2018版对TG18修订的文献进行的系统回顾显示几乎没有证据证实其诊断标准对急性胆管炎的诊断能力，也没有研究评估其特异性。但就诊断标准而言，对于这种疾病来说，敏感性显然比特异性更重要。随着近些年抗生素的不断迭代及胆道引流技术的不断更新和进步，急性胆管炎的死亡率显著降低。因此，建议对最初诊断或疑似诊断的急性胆管炎患者尽早开始药物治疗（包括一般支持护理和抗生素应用）。对于药物治疗无效的急性胆管炎患者，需要进行早期胆道引流或病因治疗。在更早的阶段进行胆道引流可能会明显改善中重度急性胆管炎患者的预后，从而降低中重度患者的死亡率。

此外，急性胆管炎的复发也是一个亟须解决的问题，尤其是结石性胆管炎。因此，对于急性胆管炎的诊治，特别是预防复发，仍需要进一步的完善。规范简洁的诊疗流程对于疾病的预后有非常大的帮助，而这些也需要我们在临床工作中不断总结经验，提高对急性胆管炎的诊断及治疗水平。这样可以避免因早期一些需要及早治疗或紧急引流的患者可能被错误地归类或延误了最佳治疗时间，从而引起严重并发症的发生。

病例 ④ 乙肝后肝硬化

一、病例简介

患者，男，50岁，职工，2023年2月11日入院。

主诉： 腹胀反复发作6年余，再发伴右胁疼痛1d。

现病史： 患者6年余前无明显诱因出现腹胀，小便不利，诊断为乙肝肝硬化、酒精性肝硬化，给予利尿、保肝等综合治疗。患者腹胀反复发作，多次住院治疗。2023年1月19日上述症状再发，伴乏力，畏寒喜暖，住院治疗，行保肝降酶、利尿消腹水治疗，住院期间行腹腔穿刺术，腹水为血性腹水，行增强CT检查结果显示：肝右叶肝Ca改变，建议结合其他相关检查，肝右叶病灶周围无明显强化区，建议复查。2023年2月11日患者再次因腹胀住院，诊断为"①乙肝后肝硬化、失代偿期并腹水、自发性腹膜炎。②酒精性肝硬化。③肝恶性肿瘤。④慢性肝衰竭。⑤胃食管反流病"，给予抗感染、利尿消腹水、抗肿瘤、恩替卡韦抗病毒等治疗，好转后出院。1d前患者腹胀再发，伴右胁疼痛，纳差，畏寒喜暖，为求进一步诊治，门诊以"积聚类病"收入院。本次发病以来，患者腹胀大，伴右胁疼痛，乏力，纳差，反酸、烧心，畏寒喜暖，恶心，无呕吐，无腹泻，纳少，眠差，小便少，大便调。近期无明显消瘦。

既往史： 既往体健。否认高血压、糖尿病、心脑血管疾病等重要病史，否认伤寒、结核等传染病史，否认药物、食物过敏史，否认重大外伤、手术及输血史，计划免疫接种史随当地。

个人史： 生长于原籍，生活习惯良好，否认外地久居史，否认疫区、疫情、疫水接触史，否认牧区、矿山、高氟区、低碘区居住史，否认化学性物质、粉尘、放射性物质、有毒物质接触史，否认吸毒史，否认吸烟史、饮酒史，否认药物成瘾史，否认冶游史。

家族史：家族中无类似患者。否认遗传病史。

检查：体温36.2℃；脉搏92次/分；呼吸18次/分；血压91/79mmHg。腹部膨隆，腹壁静脉曲张，脐周压痛，无肌紧张及反跳痛，未触及腹部包块，肝脾肋下未触及，肝区叩痛阳性，墨菲征阴性，移动性浊音阳性，肠鸣音正常。双肾区无叩痛。肛门与直肠及生殖器未查。脊柱四肢无畸形，活动自如。脊柱生理弯曲存在。双下肢轻度水肿。肱二头肌反射正常，肱三头肌反射正常，膝反射正常，跟腱反射正常，巴宾斯基征阴性，脑膜刺激征阴性。巩膜无黄染，睑结膜色淡。

诊断　①乙肝后肝硬化。②腹腔积液。③酒精性肝硬化。④慢性肝衰竭。⑤胃食管反流。⑥肝恶性肿瘤。

二、诊疗经过

Ⅱ级护理。低盐饮食。宜保暖，调情志，忌辛辣厚味。

抗病毒治疗：给予恩替卡韦0.5mg/d抗病毒治疗。

保肝治疗：复方甘草酸苷、腺苷蛋氨酸等药物保肝治疗。

抗凝治疗：根据INR值调整华法林用量，监测PT和INR。

对症支持治疗：营养支持、纠正电解质紊乱等。

经过6周的治疗，患者肝功能恢复正常。复查高敏HBV DNA定量下降至2.59×10^4IU/mL，TBIL降至正常范围，ALB上升至35g/L。出院后继续服用恩替卡韦随访，肝功能持续稳定，未再出现明显波动。

三、知识拓展

乙肝后肝硬化是由乙型病毒性肝炎感染引起，可以分为代偿期和失代偿期。

乙型肝炎病毒感染的患者，病毒会储存在肝细胞内，不断复制繁殖，导致肝细胞的变性、坏死，肝细胞结节再生，假小叶形成，使得肝脏纤维化，使得肝脏的功能逐渐丧失。

代偿期是指没有完全丧失功能的肝脏细胞还能代偿，可以进行相应的合成、分解、储存等代谢功能，使人体维持相对稳定的状态；随着病情的进展，肝硬化程度的加重，就会出现乙肝后肝硬化失代偿期，失代偿期患者肝脏的各项功能失去了代偿，出现白蛋白和凝血因子等的合成障碍，胆红素、血氨及其他物质的代谢异常，门静脉高压等情况，进而引起消化道出血、腹水、肝性脑病等，预后很差。

四、讨论分析

肝脏是人体内、外环境的屏障，起着廓清、净化血液与免疫防御的重要作用。乙肝后肝硬化患者由于Kuffer细胞数量减少及功能减退、补体合成减少、脾功能亢进致白细胞减少、肝脏合成功能降低致低蛋白血症等因素引起免疫功能下降；同时门静脉高压使肠黏膜屏障功能降低，细菌易于转位、移位，门体分流，病原微生物转移至体循环，以上多种因素是乙肝后肝硬化患者易于并发感染的原因。

病例 ⑤ 十二指肠球部多发溃疡

一、病例简介

患者，男，52岁，教师，2023年12月11日入院。

主诉：上腹部不适7d，腹痛3d。

现病史：患者7d前无明显诱因出现间断上腹部不适，餐前一个半小时明显，进食后缓解。无恶心、呕吐，无反酸、烧心，无胸闷、胸痛，无腹胀、腹泻，无呕血、黑便，无便血、黏液脓血便。未予特殊治疗。3d前患者出现间断上腹部疼痛，餐前为主，进食后减轻，无放射痛。昨天患者腹痛较前明显加重，为行进一步治疗来院就诊，行胃镜：糜烂性胃炎；十二指肠球部多发溃疡（A1期）。腹部超声：肝囊肿。以"十二指肠球部多发溃疡"收入院。患者自发病以来神志清，精神良好，食欲良好，小便正常，近2d患者排不成形黑便，约1次/日，量不多，体重无减轻。

既往史：既往体建。

个人史：无疫区、疫情、疫水接触史，无牧区、矿山、高氟区、低碘区居住史，无化学性物质、放射性物质、有毒物质接触史，无吸毒史，无冶游史，有吸烟、饮酒史，23岁结婚，育有2子1女，均体健。

家族史：否认遗传病史。

检查：体温36.7℃；脉搏74次/分；呼吸18次/分；血压156/105mmHg。双肺呼吸音清，未闻及干、湿性啰音。心律齐，各瓣膜听诊区未闻及病理性杂音。腹部平坦、柔软，上腹部有压痛，无反跳痛，肝脾肋下未及，肝肾区无叩痛，墨菲征阴性，肠鸣音无亢进。化验、检查，尿常规、大便沉渣分析+潜血、感染四项定量、肌钙蛋白T（本部）、D-二聚体（血凝），脑卒中筛查（血凝）未见明显异常。

消化道肿瘤筛查：糖类抗原CA72-4：8.73IU/mL。呼气试验阴性。分子病理－幽门杆菌抗体分型检测：幽门螺杆菌抗体Ⅱ型：阳性；2023年6月7日全腹部CT平扫示肝内囊性病灶；肝内略低密度结节。胰腺尾部低密度结节状影。

> **诊断** ①十二指肠球部多发溃疡。②糜烂性胃炎。③肝囊肿。④声带息肉术后。
> ⑤肝结节。⑥胰腺结节。⑦上呼吸道感染。

二、诊疗经过

入院后根据患者情况，进行药物治疗。抑制胃酸分泌：奥美拉唑20mg bid。胃黏膜保护：枸橼酸铋钾220mg qid。抗幽门螺杆菌感染：阿莫西林1000mg bid＋克拉霉素500mg bid。

抗幽门螺杆菌治疗2周，奥美拉唑和枸橼酸铋钾继续使用4周。

随访，2周后复查：患者腹痛明显缓解，食欲改善。4周后复查：呼气试验幽门螺杆菌阴性，胃镜检查溃疡愈合期（S1期），无活动性炎症。3个月后电话随访：患者无腹痛复发，饮食正常。

三、知识拓展

十二指肠球部多发溃疡通常是指十二指肠球部出现多个溃疡灶，可能是遗传、饮食不当、不良习惯、精神压力过大、幽门螺杆菌感染等引起的。

（一）遗传

如果家中较多亲人都存在十二指肠球部有多个溃疡灶，可能受到遗传的影响，自身出现相似的情况。建议平时做好身体护理，注意个人卫生，定时三餐，有助于减少不适症状的发生。

（二）饮食不当

经常吃辣椒、大蒜等刺激性食物，可能对十二指肠球部造成较大的刺激，引起多个溃疡灶。建议平时以清淡的食物为主，比如小米粥、瘦肉粥等。

（三）不良习惯

长期过度吸烟、喝酒，会刺激胃酸的分泌，对十二指肠球部造成持续性的刺激，容易引起溃疡。建议平时养成良好的生活习惯，避免抽烟、饮酒。

（四）精神压力过大

长期处于过度精神紧张、焦虑的情绪中，可能促进胃部分泌胃酸，引起以上现象。建议多与亲人、朋友交流、沟通，倾诉烦心事，有助于释放压力，调节不良情绪。

（五）幽门螺杆菌感染

如果经常吃不干净的食物或者免疫力比较低下，容易引起幽门螺杆菌感染，诱发局部溃疡，从而出现上述现象。建议在医生的指导下使用布洛芬片、胶体果胶铋胶囊、枸橼酸铋钾胶囊等药物，有助于缓解不适。

四、讨论分析

幽门螺杆菌（helicobaeterpylori，Hp）感染是导致十二指肠球部溃疡（DU）发生和复发的重要原因。

胃脘正中偏右有胀满或刺痛感，其痛多在食后3～4h发作，与胃溃疡食后不久即痛不同。有在饥饿时剧痛发作者，也有夜间疼痛者，但摄取少量食物后，痛可缓解；亦有疼痛持续不减，直到下次进餐时，才因摄食而疼痛消失者。

DU以嗜酒、吸烟、爱食酸辣味或胃酸过多为其主因；亦可因坚硬食物刺伤等引起。

病例 ⑥　胃原位癌

一、病例简介

患者，男，64岁，农民，2021年9月11日入院。

主诉：腹部不适3个月。

现病史：患者3个月前无明显诱因及原因出现腹部不适，上腹为著，饭后加重，持续数小时不等，可自行缓解，无发热、寒战，无恶心、呕吐，无反酸、烧心，无咳嗽、咳痰，无胸闷、气短，无尿频、尿急等，未经系统治疗，遂来院就诊，门诊以"胃黏膜病变"收入院，患者自发病以来，饮食一般，睡眠一般，大小便正常，体重未见明显减轻。

既往史：腰椎间盘术15年余，否认高血压、糖尿病、心脑血管病等疾病史，否认肝炎、结核或其他传染病史及密切接触史，否认药物及食物过敏史，否认外伤史，否认其他手术史，否认输血史，其他无特殊。

个人史：无疫区、疫情、疫水接触史，无牧区、矿山、高氟区、低碘区居住史，无化学性物质、放射性物质、有毒物质接触史，无吸毒史，无冶游史，有吸烟、饮酒史。

家族史：否认遗传病史。

检查：体温36.5℃；脉搏62次/分；呼吸17次/分；血压154/92mmHg。发育正常，体型中等，营养良好，神志清晰，精神良好，主动体位，查体合作，皮肤黏膜正常，全身浅表淋巴结未触及明显肿大，头颅大小正常，眼睑正常，眼球正常，结膜正常，巩膜无黄染，双瞳孔等大等圆，对光反射正常，耳廓外观无异常，外耳道无脓性分泌物流出，听力正常，鼻腔内无脓性分泌物流出，口唇无紫绀，颈软，无抵抗，颈静脉正常，气管居中，甲状腺未触及明显肿大，胸廓对称，胸骨无压痛，双侧胸叩诊清音，听诊双肺呼吸音粗，双肺未闻及干、湿性啰音，心音正常，各瓣膜区未闻及明显病理性心脏杂音，腹部柔软，腹部平坦，未见胃肠型及蠕动波，无腹壁静脉曲张，腹部无压痛，无肌紧张，腹部未触及明显包块，肝脏肋下未触及，脾脏肋下未触及，肾脏未触及，肝区无叩击痛，双肾区无叩击痛，移动性浊音阴性，肠鸣音正常，肛门及外生殖器未查，脊柱无畸形，四肢肌力、肌张力正常，双下肢无水肿，腹壁反射、肱二头肌、肱三头肌、膝腱、跟腱反射正常，巴宾斯基征阴性，脑膜刺激征阴性。胃镜：贲门病变，性质？反流性食管炎（LA-B 级）；胃窦病变，性质？萎缩性胃炎（C-Ⅲ）病理：（贲门）腺上皮低级别上皮内瘤变。（细胞）查见异性细胞，免疫组化：Ki-67（30%）、P53（+高等强度40%）。

诊断 ①胃原位癌。②腰术后。③反流性食管炎。④慢性萎缩性胃炎。⑤肺气肿。⑥肺结节。⑦肺纤维灶。⑧肺下叶局部支扩。⑨甲状腺钙化灶。⑩肝囊肿。

二、诊疗经过

入院后给予抑酸、护胃、补液及行胃早癌内镜黏膜下剥离术。

胃早癌内镜黏膜下剥离术治疗：于胃窦病变周边标记，沿标记点外围黏膜下注射，病灶抬举良好，沿标记点外围环周切开，并沿黏膜下剥离，直至完整剥离病变，术后止血钳处理创面，切除组织送检。手术顺利，术中出血量少，手术中及术后生命体征稳定，气道压正常，无气腹，无皮下气肿，肝脏浊音界存在，无明显不适，安返病房。

三、知识拓展

胃原位癌是指局限于胃黏膜及黏膜下层的早期恶性肿瘤。胃原位癌是由于胃黏膜上皮细胞发生恶变，在局部形成局限性病变。该病多由慢性炎症、幽门螺杆菌感染等长期刺激引起的黏膜细胞异常增生所致。胃原位癌可能没有明显症状，也可能出现上腹部不适、食欲减退等症状。随着病情进展，还可能出现恶心呕吐、体重减轻等情况。

四、讨论分析

胃原位癌患者的肿瘤通常比较小，且肿瘤仅局限于黏膜的位置，没有侵犯到基底层，没有发生远处的转移和浸润。如果能够早发现、早诊断、早治疗，通过根治性的手术切除，可以将肿瘤部分以及肿瘤细胞彻底切除干净，多数患者可以得到治愈，且不会影响寿命。

但如果错过早期治疗的机会，没有及时发现胃原位癌，随着时间的延长，肿瘤体积会越来越大，会侵犯到基底层，可能突破基底膜，甚至突破浆膜层，出现局部的扩散和转移，发展到中期和晚期。中期胃癌患者的肿瘤体积比早期大，且已出现局部的扩散，到了晚期的胃癌，肿瘤体积比较大，不但出现局部扩散，而且还可能会出现远处转移。如果胃癌到中晚期，此时治愈通常比较困难，主要方法包括手术治疗、化疗、放疗、靶向药物治疗、免疫治疗等，且积极治疗目的通常只是为了减轻症状和延长寿命，难以将疾病治愈。

如果出现胃原位癌，在日常生活中应该注意避免食用辛辣、刺激性的食物，如辣椒、花椒等，避免对胃造成一定的刺激而加重病情。另外，建议少食多餐，且不宜过量饮食，以免增加胃部负担。

病例 ❼　胆总管结石

一、病例简介

患者，男，65岁，农民，2021年3月11日入院。

主诉：腹痛3d，皮肤发黄2d。

现病史：患者3d前无诱因出现上腹部胀痛，至当地诊所予护胃药物治疗，无好转，2d前出现全身皮肤发黄，尿色发黄，遂至医院急诊查血常规，白细胞计数：8.5×10^9/L；中性粒细胞分类：88.8%；红细胞计数：4.47×10^{12}/L；血红蛋白：144.0g/L；血小板计数：155.0×10^9/L；超敏CRP：117.89mg/L。降钙素原：0.60ng/mL。生化：门冬氨酸氨基转移酶：225IU/L；丙氨酸氨基转移酶：273IU/L；碱性磷酸酶：172IU/L，γ-谷氨酰转移酶：460IU/L；总胆红素：253.6μmol/L；直接胆红素：195.2μmol/L；总蛋白：79.1g/L；白蛋白：45.7g/L；尿素：5.8mmol/L；肌酐：80μmol/L。葡萄糖：8.0mmol/L；钾：3.5mmol/L；磷：0.63mmol/L，二氧化碳结合力：20.5mmol/L。N端前B型利钠肽：237.0pg/mL。凝血象：纤维蛋白原降解产物（FDP）：6.1μg/mL；凝血酶时间（TT）：12.9s。心肌标志物未见明显异常。急诊予抗感染、护肝退黄、护胃、解痉止痛等对症治疗。上腹部平扫CT提示胆总管开口处结石可能。排除相关禁忌后，行ERCP+胆道塑料支架植入术。现患者为求进一步治疗，收入院。病程中，患者有腹痛腹胀，无畏寒发热，小便深黄，大便正常，体重未见明显增减。

既往史：平素身体健康。有"高血压"15年，自诉血压控制尚可。否认"糖尿病、冠心病"等其他慢性疾病史。有乙型肝炎病史，曾服用抗病毒药物，已自行停药数年。无手术史，无外伤史，有血制品输注史，无食物、药物过敏史，预防接种史按计划进行。

个人史：无疫区居住史，无疫水、疫源接触史，无放射物、毒物接触史，无毒品接触史，无吸烟史，无饮酒史。

家族史：父母健在，均体健，否认家族中有传染病及遗传病史。

检查：体温37.5℃；脉搏120次/分；呼吸19次/分；血压111/72mmHg。神志清，精神一般。全身皮肤黏膜黄染，无瘀斑、瘀点，未触及浅表淋巴结。胸廓对称，双肺呼吸音清，未闻及明显干、湿性啰音及胸膜摩擦音。心前区无隆起及异常搏动，心尖搏动正常，心脏相对浊音界不大，各瓣膜听诊区未闻及明显病理性杂音。全腹膨隆，质软，腹壁未见胃肠型及蠕动波，上腹部有压痛，无反跳痛及肌紧张，未及包块，肝脾肋下未及，肝肾区无叩痛，移动性浊音阴性，肠鸣音4次/分。双下肢无水肿。生理反射存在，病理反射未引出。心电图：室性心动过速。CT平扫（上腹部）：左肾盂结石伴左肾盂轻度扩张及肾周少许渗出，双肾多发结石，胆总管扩张，胆总管开口处结石可能，胆囊炎，建议磁共振胆胰管成像（MRCP）检查。CT平扫（中腹部＋盆腔＋胸部）：两侧胸膜反应，左上肺少许纤维化灶，两肺肺大疱。

诊断　①胆总管结石。②胆总管扩张。③胆囊炎。④窦性心动过速。⑤高血压。⑥肾结石。

二、诊疗经过

考虑患者一般情况较差，首先给予抗感染、补液、解痉止痛等对症治疗，并完善相关术前检查。

ERCP：在充分术前准备后，行ERCP检查。术中可见胆总管下端结石嵌顿，成功行EST，并用取石网篮取出多枚大小不等的结石。术后放置鼻胆管引流（ENBD）。

术后处理与观察：术后继续给予抗感染、补液等治疗，监测生命体征及腹部症状变化。术后第2天复查血清淀粉酶及胆红素均明显下降，患者腹痛症状明显缓解。

出院随访：术后1周，患者一般情况良好，无明显腹痛、黄疸等症状，复查腹部超声提示胆总管无扩张及结石残留。拔除鼻胆管后顺利出院。出院后定期随访，未再发胆管炎及胰腺炎。

三、知识拓展

胆总管结石典型症状：

（一）腹痛

发生于剑突下或右上腹，以绞痛为主，为阵发性发作，或是持续疼痛并阵发性加重，可向右肩或后背放射，常伴恶心、呕吐等症状。此为胆总管下端，或壶腹部结石下移嵌顿，还有Oddi括约肌，或胆管平滑肌痉挛所致。

（二）寒战高热

胆管阻塞继发感染引起胆管炎，胆管黏膜发炎水肿，加重梗阻引起胆管内压增高，细菌及毒素逆行经毛细胆管进入肝窦至肝静脉，再次进入体内循环，引起全身感染。

大约2/3患者在病程中会出现寒战高热，一般会表现为弛张热，这时体温可高达39~40℃。

（三）黄疸

胆管梗阻后可出现黄疸，严重程度、发生及持续时间与胆管梗阻的程度、部位，以及有无合并感染有关。

如果是部分梗阻时，黄疸的程度较轻；如果为完全性梗阻，则黄疸程度加深；如果结石在Oddi括约肌部位嵌顿，黄疸则呈进行性加深；合并胆管炎时，胆管黏膜与结石间的间隙因黏膜水肿而缩小或消失，黄疸逐渐明显，随炎症的发作及控制，出现间歇性和波动性。

发生黄疸时，尿颜色变深，粪颜色变浅，完全梗阻后呈陶土样大便；随着黄疸的加深，许多患者会出现皮肤瘙痒。

四、讨论分析

　　胆总管结石是指位于胆总管内的结石，大多数胆色素结石或以胆色素为主的混合结石，好发于胆总管下端，根据其来源可分为原发性胆总管结石和继发性胆总管结石。在胆管内形成的结石为原发性胆囊结石，其形成与胆道感染、胆汁淤积、胆道蛔虫密切相关。胆管内结石来自胆囊者，称之为继发性胆管结石，以胆固醇结石多见。

病例 8 急性胃黏膜病变

一、病例简介

患者，女，23岁，学生，2023年3月26日入院。

主诉：上腹痛伴恶心呕吐3d。

现病史：患者3d前与朋友聚餐饮酒及进食大量辛辣食物后出现上腹部疼痛不适，伴恶心呕吐，吐出胃内容物及黄水，无呕血、黑便，症状无缓解，特来医院门诊就诊，门诊完善电子胃镜提示：急性胃黏膜病变；食管炎（LA-B级），遂收治入院治疗。

既往史：既往体健。

个人史：无疫区居住史，无疫水、疫源接触史，无放射物、毒物接触史，无毒品接触史，无吸烟史，无饮酒史。

家族史：父母健在，均体健，否认家族中有传染病及遗传病史。

检查：体温36.6℃；脉搏76次/分；呼吸：20次/分；血压：110/69mmHg。腹平坦，未见胃肠型及蠕动波，腹软，剑突下压痛阳性，无反跳痛及异常包块，肝脾肋下未触及肿大，肝肾区无叩击痛，墨菲征阴性，麦氏点压痛阴性，肠鸣音正常。门诊电子胃镜提示：急性胃黏膜病变；食管炎（LA-B级）。血常规、生化全套、大便隐血试验未见异常。

> 诊断 ①急性胃黏膜病变。②食管炎。

二、诊疗经过

暂停或停止服用可能导致胃黏膜损伤的药物，积极治疗引发应激状态的原发病，卧床休息，流质饮食，忌烟、酒、茶、咖啡以及辛辣刺激性食物，必要时禁食。

予流质饮食、抑酸护胃、保护胃黏膜、保持呼吸道通畅、静脉补液（补充水分、电解质和营养）。后复查相关指标明显下降，患者于1周后病情好转出院。

三、知识拓展

急性胃黏膜病变（acute gastric mucosal lesions，AGML）是以胃黏膜发生不同程度糜烂、浅溃疡和出血为特征的病变，以急性黏膜糜烂病变为主称急性糜烂性胃炎；以黏膜出血改变为主可称为急性出血性胃炎，发生于应激状态，以多发性溃疡为主者可称为应激性溃疡。本病是上消化道出血的常见病因之一，占20%～30%。口服胃黏膜屏障破坏剂为导致急性胃黏膜病变的首要原因，常表现为上消化道出血，胃镜检查是诊断本病的首选手段。

四、讨论分析

患者临床症状表现为反酸、腹部隐痛、呕吐、恶心、嗳气伴头晕、心慌、呕血及黑便。胃镜检查可见胃黏膜充血、水肿、出血、糜烂等一过性改变。若不及时治疗，严重者可导致失血性休克，危及生命。

当出现急性胃黏膜病变时，建议及时到医院就诊，并在医生的指导下进行治疗，抑制胃酸分泌，保护胃黏膜，止血、补充血容量以改善贫血等症状。饮食上，在急性期需要禁食或者无渣流食。日常注意不食辛辣、刺激性食物，戒烟酒。

病例 ⑨ 慢性乙型病毒性肝炎

一、病例简介

患者，男，44岁，职员，2023年9月17日入院。

主诉：腹胀乏力1个月，加重伴黄疸3d。

现病史：患者入院前1个月因工作劳累及熬夜后出现进食后腹胀伴乏力不适，家人在外地寄回中草药治疗（具体不详），口服后腹胀稍改善，但仍乏力，遂坚持服用，3d前患者出现目黄、皮肤黄染，小便颜色深，无发热，无腹痛、腹泻，故来院就诊，由门诊拟"黄疸查因"收入院。

既往史：有"乙肝大三阳"病史10年，平素规律抗病毒治疗，近半年未复查肝功能；有"糖尿病"病史2年，口服降糖药物治疗，血糖控制可；血压偏高，未治疗。平素否认饮酒史。

个人史：生长于原籍，生活习惯良好，否认外地久居史，否认疫区、疫情、疫水接触史，否认牧区、矿山、高氟区、低碘区居住史，否认化学性物质、粉尘、放射性物质、有毒物质接触史，否认吸毒史，否认吸烟史、饮酒史，否认药物成瘾史，否认冶游史。

家族史：家族中无类似患者。否认遗传病史。

检查：体温36.5℃；脉搏71次/分；呼吸20次/分；血压145/101mmHg。神清，精神软，形体肥胖，全身皮肤黏膜及巩膜黄染，未见蜘蛛痣及肝掌，心肺腹部查体无异。双下肢轻度凹陷性浮肿。血常规：血红蛋白：102g/L；凝血五项：D-二聚体：4.19mg/L，纤维蛋白原：5.03g/L；生化全套：葡萄糖：7.56mmol/L，总蛋白：56.8g/L，肌酸激酶：760IU/L，白蛋白：35.5g/L，乳酸脱氢酶：1246IU/L，谷胱甘肽：204IU/L，α-羟丁酸：485.6IU/L，谷丙转氨酶：936IU/L，谷草转氨酶：614.5IU/L，总胆红素：89.7μmol/L，直接胆红素：36.2μmol/L，间接胆红素：53.5μmol/L；传染病八项：HBsAg（+）、HBeAg（+）、HBcAb（+）；乙肝病毒DNA：阴性。肿瘤四项、尿常规、抗核抗体谱未见异常。上腹部+泌尿系统彩超：肝实质回声稍增粗，胆囊壁毛糙增厚，双肾钙盐结晶。

诊断　①慢性乙型病毒性肝炎。②药物性肝损害。③2型糖尿病。④高血压2级（高危组）。

二、诊疗经过

入院后给予降压、降糖、营养支持、恩替卡韦分散片0.5mg，口服，1次/日，抗病毒治疗。给予复方甘草酸苷注射液160mg，静脉滴注1次/日，抗炎治疗；还原型谷胱甘肽注射液1.8g静脉滴注1次/日，保护肝细胞膜治疗。给予丁二磺酸腺苷蛋氨酸注射液1.0g，脉滴注，1次/日，退黄治疗。给予螺内酯片100mg，口服，1次/日；呋塞米片40mg，口服，1次/日，利尿消肿治疗。给予人血白蛋白注射液10g，静脉滴注，1次/日，提高血浆胶体渗透压治疗。

三、知识拓展

慢性乙型病毒性肝炎，常简称为"乙肝"，由乙型肝炎病毒（HBV）感染引起，持续感染超过6个月以上，肝脏出现不同程度的炎症坏死和（或）肝纤维化。其易感人群包括未接种乙肝疫苗的人群，职业接触含有病毒的血液或体液的人群，以及家庭中有HBV感染者的人群等。全球有约2.57亿慢性HBV感染者，每年约有88.7万人死于HBV感染，中国的HBsAg流行率为5%～6%，慢性HBV感染者约7000万例，其中慢性乙肝患者约2000万～3000万例。

慢性乙型肝炎患者的早期症状主要包括反复出现的乏力、头晕、食欲减退等，随着病情加重可能表现为肝掌、蜘蛛痣、肝脾肿大等。乙型肝炎病毒主要通过母婴、血液、破损的皮肤黏膜及性接触传播。乙肝患者和HBV携带者均可成为传染源，但是HBV不经呼吸道和消化道传播，也极少通过吸血昆虫（蚊、臭虫等）传播。

针对慢性乙型肝炎的治疗，首要目标就是抗病毒治疗，多采用综合性、个体化治疗方法，包括足够的休息、合理饮食及营养等。应根据疾病严重程度，适时调整治疗和维持抗病毒药物的用药方案。其中抗病毒药物包含核苷（酸）类抗病毒药物（如恩曲他滨、替诺福韦等）和干扰素类抗病毒药物（如干扰素、聚乙二醇干扰素等）。

四、讨论分析

患者既往有病毒性肝炎病史，长期规律抗病毒治疗，发病前有服药史，否认饮酒史，抗核抗体谱阴性，发病急，病程较短，肝损害较严重，考虑合并有药物性肝损害的可能，但药物性肝损害缺乏特异性的诊断生物标志物，很难界定肝损害的真正病因。针对此类患者的治疗，应及时停用可疑药物，促进肝损害尽早恢复，防止肝损害的重症化或慢性化，避免药物导致病毒性肝炎再激活、病毒复制增加。

病例 ⑩ 小肠血管瘤

一、病例简介

患者，女，73岁，农民，2023年7月17日入院。

主诉：间断便血2年，再发10h。

现病史：患者2年前无明显诱因及原因地出现便血，间断住院补液、止血、输血治疗，诉曾行胃肠镜检查未查见明显出血灶（家属口述，未见具体报告），时有活动后胸闷、憋气，10h前再次出现便血，共4次，暗红色血便，具体量不详，伴有心慌、乏力，无明显头晕，无恶心、呕吐、呕血，无腹痛、腹胀，无反酸、烧心，无咳嗽、咳痰，无畏寒、寒战、发热，为进一步诊治来院就诊，门诊以"消化道出血"收入院。患者自发病以来，食欲、睡眠尚可，小便正常，大便如上，体重变化不明显。

既往史：既往糖尿病病史10余年，口服二甲双胍及皮下注射胰岛素长秀霖30IU控制血糖。高血压病史10余年，口服降压药物治疗（具体药物不详）。脑血栓、肺栓塞病史7年余，未行特殊治疗。否认心血管病等疾病史，否认肝炎、结核或其他传染病史及密切接触史，预防接种史：接种新型冠状病毒疫苗，对"青霉素"过敏，否认外伤史，否认手术史，有输血史，其他无特殊。

个人史：生长于原籍，生活习惯良好，否认外地久居史，否认疫区、疫情、疫水接触史，否认牧区、矿山、高氟区、低碘区居住史，否认化学性物质、粉尘、放射性物质、有毒物质接触史，否认吸毒史，否认吸烟史、饮酒史，否认药物成瘾史，否认冶游史。

家族史：家族中无类似患者。否认遗传病史。

检查：体温36.5℃；脉搏76次/分；呼吸17次/分；血压120/78mmHg。发育正常，体型中等，营养良好，神志清晰，精神良好，主动体位，查体合作，皮肤黏膜苍白，全身浅表淋巴结未触及明显肿大，头颅大小正常，睑结膜苍白，眼球正常，结膜正常，巩膜无黄染，双瞳孔等大等圆，对光反射正常，耳廓外观无异常，外耳道无脓性分泌物流出，听力正常，鼻腔内无脓性分泌物流出，口唇无紫绀，颈软，无抵抗，颈静脉正常，气管居中，甲状腺未触及明显肿大，胸廓对称，胸骨无压痛，双侧胸叩诊清音，听诊双肺呼吸音粗，双肺未闻及干、湿性啰音，律规则，心音正常，各瓣膜区未闻及明显病理性心脏杂音，腹部柔软，腹部平坦，未见胃肠型及蠕动波，无腹壁静脉曲张，腹部无压痛，无肌紧张，腹部未触及明显包块，肝脏肋下未触及，脾脏肋下未触及，肾脏未触及，肝区无叩击痛，双肾区无叩击痛，移动性浊音阴性，肠鸣音正常，肛门及外生殖器未查，脊柱无畸形，四肢肌力、肌张力正常，双下肢无水肿，腹壁反射、肱二头肌、肱三头肌、膝腱、跟腱反射正常，巴宾斯基征阴性，脑膜刺激征阴性。床旁自动分析心电图：窦性心律异常Q波（Ⅱ、Ⅲ、aVF）ST-T改变。胸部及腹盆腔CT检查示：左肺上叶肺气囊，左肺下叶结节影，建议复查或强化检查，双肺微结节。心脏彩超（心脏彩色多普勒超声＋左心功能测定＋室壁运动分析＋TDI）左室大主动脉瓣少－中量反流，二尖瓣少量反流，三尖瓣少量反流（估测肺动脉收缩压约30mmHg）。肺功能测定Ⅱ（260）：小气道通气功能障碍，弥散功能正常，配合欠佳。

> **诊断** ①小肠血管瘤。②消化道出血。

二、诊疗经过

入院后积极完善检验检查，血常规：RBC 3.07×10^{12}/L，HGB 60g/L，HCT 21.0%，MCV 68.5fL，MCH 19.5pg，MCHC 286g/L，RDW-CV 20.1%，血型鉴定：AB型Rh阳性，血糖：GLU 8.0mmol/L，尿常规：VC 0.40mmol/L，甲胎蛋白（AFP）（发光免疫测定）：AFP 7.17ng/mL，乙肝五项＋乙肝前S1蛋白＋HIV＋TP＋HCV＋HCV-cAg：HBsAb 181.03mIU/mL，HBcAb 0.01S/CO，大便常规＋潜血（粪沉渣＋潜血）（临检化验室）：阳性，凝血功能、肝肾功、电解质、淀粉

酶、心肌酶、CEA、CA199、CA724、CA125未见明显异常。给予抑酸、补液、止血、输血改善贫血等对症治疗。进一步完善小肠镜检查示：回肠黏膜下肿物，回肠下段毛细血管扩张。患者目前考虑回肠黏膜下肿物，动脉瘤并出血可能，在气管插管全麻下行腹腔镜下小肠部分切除术+肠粘连松解术，手术顺利，术后给予抑酸、补液、抗炎等治疗，患者恢复可。术后病理示：病理检查，（部分小肠）肠壁间见扩张血管，伴血栓形成及钙化，表面肠黏膜急性及慢性炎。免疫组化结果：Vimentin（+），SMA（−），Desmin（−），S-100（−），CD117（−），DOG-1（−），CD34（−），Ki-67（index＜1%）。

三、知识拓展

小肠血管瘤多无临床特殊症状，只在做腹部手术或尸检时发现。约1/3患者可表现为并发症的症状。

（一）消化道出血

是小肠血管瘤的主要表现，也是患者就诊的主要原因之一，1/3～1/2血管瘤患者可有消化道出血。血管瘤表面的黏膜常可形成溃疡而致慢性出血，出血量多较小可呈现间歇性黑便、柏油样便或仅有大便潜血试验阳性，近端空肠血管瘤破溃偶可引起呕血。长期间断性的小肠出血可导致严重的失血性贫血。有的患者长期按缺铁性贫血治疗可获得暂时性缓解，一段时间以后，症状重新出现，如此反复。

（二）腹痛较常见

部分患者以腹痛为首发症状多为中腹部隐痛、钝痛，无明显规律性，早期多是由于肠管功能失调、蠕动紊乱所致。有时服一般药物可暂时缓解，常使患者延误进一步的检查。肿瘤导致肠梗阻时，可出现阵发性腹痛。

（三）肠梗阻、肠套叠

小肠血管瘤并发肠梗阻、肠套叠较少见。肠梗阻多是由肠套叠所致，常可自行缓解，呈间歇性，发作时腹部可触及套叠包块；少数病例需急诊手术以解除梗阻。此外，肿瘤引起肠痉挛、肠管环形狭窄或肠扭转也可导致肠梗阻。

（四）食欲减退、乏力、消瘦

部分患者因长期慢性失血、梗阻、腹痛而食欲减退、体重下降。

（五）体检

小肠血管瘤早期无明显体征，仅可有腹部深压不适或疼痛，部分病例可始终无阳性体征；晚期可有长期慢性失血所致的贫血貌、面色苍白、消瘦，慢性梗阻可见肠型及蠕动波，腹部有轻度压痛，少数病例可触及腹部肿物。

四、讨论分析

小肠血管瘤少见，占小肠良性肿瘤的10%~15%。国内报道2881例小肠良性肿瘤中血管瘤有390例（13.5%），次于腺瘤及平滑肌瘤居第三位；国外报道2977例中血管瘤有262例（8.8%），较脂肪瘤少而居第四位，国内外统计结果相近。小肠血管瘤可发生于任何年龄，生后即可出现，女性较男性多见。小肠血管瘤的90%发生于空回肠，其中以空肠最多，约为48.2%，其次为回肠（41.6%），十二指肠血管瘤仅8%~10%。

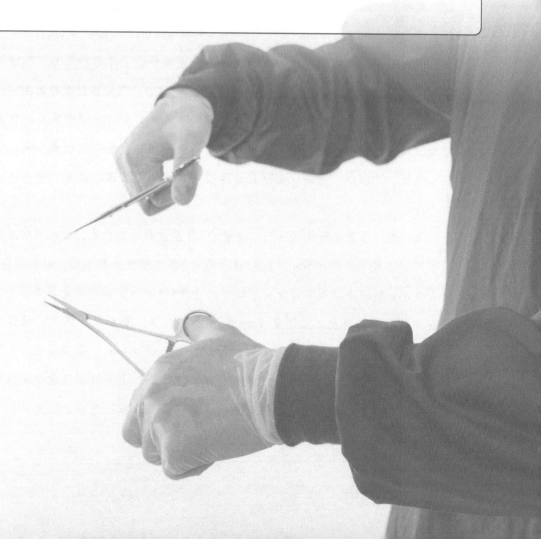

第四章

神经内科病例精选

病例 ❶ 脑梗死急性期

一、病例简介

患者，男，85岁，农民，2023年3月13日入院。

主诉：突发右上肢无力伴言语不清2d。

现病史：患者家属代诉于2d前安静状态下无明显诱因出现右上肢无力、言语不清，表现为右手不能持物，伴有口角歪斜，吐字不清，语速减慢，对答不切题，无吞咽困难、饮水呛咳，无突发跌倒、四肢无力，无四肢抽搐，无大小便失禁，无意识丧失，立即送达医院急诊科，完善头颅CT（完善头部CT时间）报告提示：多发腔梗，脑白质变性，大小脑萎缩；医师会诊后考虑诊断为"脑梗死急性期"，国立卫生研究院卒中量表（NIHSS）评分：4分，患者已过溶栓时间窗，未溶栓治疗，为进一步治疗以"脑梗死急性期"收入院。患者病前无头部外伤史，无情绪波动及过度劳累史，病程中患者神志清晰，精神欠佳，无咳嗽、咳痰，无胸闷、气短，无腹痛、腹泻，睡眠好，食欲好，大小便正常。体重无明显改变，体力下降。

既往史：平素健康状况一般，患者于5年前诊断为高血压，目前仍在治疗，用药情况非洛地平缓释片5mg，1次/日，患者3年前诊断为脑萎缩，目前仍在治疗，用药情况：盐酸多奈派齐每晚一片口服。患者5年前诊断为慢性肾功能不全，目前仍在治疗，用药情况：服用复方α-酮酸片3次/日，餐后每次四片；尿毒清颗粒3次/日，每次一袋，口服；非布司他片1次/日，每次一片，餐后口服。血压控制在140/90mmHg。3年前诊断为2型糖尿病，未服药。否认既往消化道疾病史，无肝炎史、结核史、伤寒史，预防接种史不详，否认手术、外伤、输血史，否认食物或药物过敏史。接种3剂及以上新型冠状病毒疫苗。

　　个人史：无疫区疫水接触史，无放射线及毒物接触史，预防接种史按时。

　　家族史：否认家族性遗传病史。

　　检查：体温36.5℃；脉搏73次/分；呼吸20次/分；血压167/95mmHg，疼痛0分。腹部平坦，无腹肌紧张，无压痛，无反跳痛，肝脏未触及，脾脏未触及，肝肾区无叩击痛，未闻及血管杂音。直肠肛门：未查，外生殖器：未查。脊柱无畸形，四肢无畸形，下肢无水肿。四肢肌力4级，肌张力正常，角膜反射正常、腹壁反射正常、肱二头肌反射正常，肱三头肌反射正常，膝腱反射正常，跟腱反射正常，Babinski征（-），Kernig征（-）、Brudzinski征（-）。神志清楚，言语不清，查体合作，记忆力及计算力减退，定向力异常，步态及面容正常。双眼视力粗测正常，听力基本正常，额纹对称，双眼闭眼正常，双侧瞳孔等大等圆，直径3mm，对光反射灵敏，双侧眼球运动自如，无眼震，面部感觉未见异常，角膜反射灵敏，双侧鼻唇沟对称，口角略有歪斜。构音障碍，吞咽自如，双侧软腭抬举有力、对称，悬雍垂居中，咽反射灵敏。伸舌居中，无舌肌纤颤。四肢肌肉形态正常，四肢肌力4级，肌张力正常，四肢腱反射（++），无不随意运动，感觉系统查体未见明显异常，共济运动查体未见明显异常，腹壁反射存在，双侧Babinski征（-）、查多克（Chaddock）征（-）、Hoffman征（-）、罗索利莫（Rossolimo）征（-），双侧掌颏反射、下颌反射、吸吮反射阴性，脑膜刺激征：阴性。Glasgow昏迷评分总分：15。洼田饮水试验结果：1级。VTE评分：2分。N端B型钠尿肽前体测定：1780.00ng/L；钙：2.06mmol/L，镁：1.04mmol/L，尿素：10.31mmol/L，肌酐：205.28μmol/L，葡萄糖：7.46mmol/L，甘油三酯：2.96mmol/L，总胆固醇：5.31mmol/L，高密度脂蛋白胆固醇：0.87mmol/L，血清丙氨酸氨基转移酶：19.00IU/L，血清r-谷氨酰基转移酶：14.47IU/L，碱性磷酸酶：36.8IU/L；血浆D-二聚体：898.0ng/mL，纤维蛋白（原）降解产物（FDP）：7.40μg/mL；淋巴细胞百分比：19.70%，淋巴细胞计数：0.98×10^9/L，红细胞计数：3.63×10^{12}/L，血红蛋白：114.00g/L，红细胞压积：34.200%，血小板平均分布宽度：9.00%。颅脑、胸部CT平扫：①多发腔梗，脑白质变性，大小脑萎缩；②双肺上叶结节；③双肺散在慢性炎症；④右肺胸膜下线影；⑤心影略增大，主动脉上隐窝少许积液；⑥主动脉钙斑，冠状动脉走行区高密度影；⑦纵隔内趋于钙化淋巴结：双侧腋窝散在小淋巴结，双侧背侧胸膜略增厚；⑧扫及胆囊结石，肝内低密度影。急诊床旁超声心动图检查：左室室间隔基底段心肌肥厚，左室心肌节段性运动减弱，主动脉硬化，瓣钙化因患者体位及环境因素等影响，床旁超声心动图对患者心脏的结构及血流显示不清。床旁超声：肝胆脾胰双肾：肝右叶囊性占位性病变（符合肝囊肿声像图表现）。慢性胆囊炎并胆囊多发结石。双肾多发囊肿。脾脏、胰腺未见明显异常。

> 诊断　①脑梗死急性期（TOAST分型：大动脉粥样硬化型）。②言语障碍。③运动障碍。④认知障碍。⑤腔隙性脑梗死。⑥原发性高血压。⑦高血压3级（极高危）。⑧2型糖尿病。⑨慢性肾功能不全。⑩血尿。⑪尿道损伤可能。⑫肺部感染。⑬双侧股浅、腘静脉、左侧胫后静脉血栓形成。⑭营养风险。⑮低蛋白血症。⑯皮炎。

二、诊疗经过

病情重，符合溶栓适应证，排除禁忌证，签署静脉溶栓知情同意书溶栓，存在基底动脉狭窄，并进一步桥接动脉取栓。

颅内动脉取栓术：全麻下数字减影血管造影见基底动脉闭塞，支架抽吸大量红色质韧血栓拉出，造影见基底动脉顶端双侧大脑后动脉显影良好，观察15min右椎动脉基底动脉及分支血流通畅。

术后给予心电监护、吸氧、阿托伐他汀钙片20mg每晚一次，依达拉奉右坎醇注射液15mL 2次/日、银杏叶提取物70mg 1次/日、丁苯酞注射液100mL 2次/日，护胃、补液及对症支持等治疗，患者意识逐渐转清、肢体活动可、言语略含糊，第2天撤离呼吸机、转普通病房继续卖治疗。（NIHSS 2分）术后24h复查颅脑CT未见出血，给予达肝素注射液5000U皮下注射每12h 1次，第3天改为利伐沙班15mg 1次/日口服抗凝。患者治疗1周好转出院神志清，言语清晰，四肢活动可，二便无异常。查体：房颤，心室律维持在70~80次/分，神志清，言语清晰，颅神经（−），四肢肌力5级。（NIHSS评分0分）院外续口服药物治疗：利伐沙沙班15mg 1次/日、阿托伐他汀钙片20mg每晚一次，定期复查。

三、知识拓展

急性脑梗死（acute cerebral infarct）是指脑血供突然中断后导致的脑组织坏死。主要是由于供应脑部血液的动脉出现粥样硬化和血栓形成，使管腔狭窄甚至闭塞，导致局灶性急性脑供血不足而发病；也有因异常物体（固体、液体、气体）沿血液循环进入脑动脉或供应脑血液循环的颈部动脉，造成血流阻断或血流量骤减而产生相应支配区域的脑组织软化、坏死。

脑梗死急性期的治疗，改善梗死区的供血是根本。最重要的治疗是去除病因治疗，针对动脉粥样硬化、高血脂、高血糖、血流动力学障碍、血容量不足、动脉炎等均应有个体化的治疗方案。脑梗死不同的部位、不同的梗死面积，表现出不同的轻重症状，需要选择多种治疗方法。

四、讨论分析

当前的研究认为，急性脑梗死认知功能障碍的影响因素较为多样，包括社会学因素、生活方式、心理因素、血管性因素等。

首先从社会学因素来看，患者的年龄、性别及受教育程度被认为对认知功能障碍影响深远，其中年龄被认为是导致急性脑梗死后认知功能障碍的独立因素，其主要机制是个体随着年龄的增长，脑组织将会出现比较显著的萎缩现象，相关组织部位的神经细胞也会随年龄减少。随着脑梗死的发生，组织供血供氧不足发生损伤之后，患者的恢复能力不足，从而可能造成比较严重的认知障碍问题。

性别是否会影响急性脑梗死患者的认知功能，当前仍然存在着诸多争议，部分研究从性别的角度进行分析，认为女性发生认知功能障碍的风险显著高于男性，但相关研究在临床数据、区域等方面的局限性较大，因此有待进一步研究。

受教育程度则被普遍认为是影响脑梗死后认知障碍的重要因素，其原因是受教育过程将会促进人体大脑的糖代谢，在这种机制之下将会让神经元的敏感度出现降低，因而在发生脑梗死后组织所受到的影响相对较小。

其次，从生活方式的层面来分析，常见的不良生活习惯如吸烟、酗酒等都有可能对患者的认知功能障碍形成促进作用。吸烟将会导致人体组织接触大量的有毒有害物质，这些物质将会对人体的血管形成影响，增加患者发生脑血管疾病的风险，相关的研究认为这种情况下可能会导致卒中后的严重认知障碍。而饮酒则被认为可能会导致人体出现B族维生素缺乏的现象，进而破坏认知功能，增加脑梗死后出现认知障碍的可能性。在心理因素层面，相关的研究认为负性情绪的产生会对血小板形成激活作用，在这种作用之下引发内皮功能障碍，进而危害到患者的认知功能。

最后，从血管性因素的角度来看，高血压、糖尿病、脑白质疏松等可能会增加患者脑梗死后发生认知功能障碍的可能性。高血压是一种常见的心血管疾病，这种疾病会导致人体的血管组织长期承受过高的压力，促进平滑肌的增生、血管腔狭窄等现象，使得大脑内的血流不足，长期处于这种情况之下，患者的脑部营养物质相对缺乏，代谢紊乱现象严重，在急性脑梗死后易出现认知功能障碍。同时随着脑部血管壁的增厚，血管的正常功能会受到影响，增加患者血管梗塞的风险。糖尿病则被认为是导致认知功能障碍的独立因素，在较高的血糖环境之下，人体蛋白质的结构和功能均会出现改变，脑细胞会发生坏死，造成认知功能的降低。脑白质疏松则会导致患者的颅脑血出现玻璃样变性，使得脑组织处于低灌注的状态，最终可能造成脑组织的缺氧、缺血，损伤认知功能。

病例 ❷　癫痫

一、病例简介

患者，男，21岁，学生，2023年10月22日入院。

主诉：发作性意识丧失伴四肢抽搐4月余，加重2周。

现病史：患者奶奶代诉于4月前夜间无明显诱因出现意识丧失、四肢抽搐、双眼上翻，持续1~2min，有突发跌倒，有头痛，表现为两次颞部刺痛，持续数小时，休息后可缓解，否认口吐白沫、牙关紧闭、头晕、舌咬伤、大小便失禁，否认突发偏侧肢体无力、言语不清，意识丧失5min左右可缓慢恢复，醒后不能回忆发作时的情况，未就诊。3个月前白天患者再次发作上述症状，突发跌倒后患者左侧头皮裂伤，当时立即前往当地医院就诊，完善相关检查后诊断"癫痫"，给予开丙戊酸钠口服溶液，患者拒绝药物治疗，未服用丙戊酸钠口服溶液。症状未缓解，约每月发作一次。2周前上述症状加重，发作频率为2周3次，伴有肢体抖动，握物不稳。今患者为求进一步诊治，以"癫痫"收入院。病程中患者神志清晰，精神好，睡眠好，饮食好，大小便正常。体重无明显变化。2023年10月24日开始规律口服丙戊酸钠缓释片500mg，每次半片，2次/日。

既往史：患者2007年被诊断"白血病"（具体不详）平素健康状况良好，否认高血压、糖尿病史，否认脑血管疾病史，无肝炎史、结核史、伤寒史，预防接种史不详，否认手术、外伤、输血史，否认食物或药物过敏史，接种3剂及以上新型冠状病毒疫苗。

个人史：无疫区居住史，无疫水、疫源接触史，无放射物、毒物接触史，无毒品接触史，无吸烟史，无饮酒史。

家族史：否认家族性遗传病史。

检查：体温37.5℃；脉搏60次/分；呼吸20次/分；血压120/80mmHg。发育正常，营养良好，表情自如，神志清晰，精神良好，自主体位，正常面容，查体合作。神志清楚，全身皮肤黏膜无黄染及出血点，全身浅表淋巴结未触及明显肿大，双肺呼吸音粗，心音有力，心率60次/分，律齐，未闻及明显病理性杂音。腹软，无压痛及反跳痛，肝脾肋下未及，双肾区无明显叩痛，肠鸣音正常，无移动性浊音。癫痫共患抑郁、焦虑、偏头痛的筛查见表4-1。粪便常规、肝功能筛查组合+肾功组合+血脂分析组合+电解质7项组合、糖化血红蛋白测定、血同型半胱氨酸、游离甲功五项（发光）、手术前凝血功能监测+血栓与纤溶检测组合、全血细胞计数五分类、急诊术前免疫三项未见明显异常。心脏超声：未见明显异常。肺部高分辨CT平扫：胸部CT平扫未见明显异常。头颅+海马MRI平扫组合：①脑MRI平扫未见明显异常；②考虑右侧海马萎缩。常规心电图：窦性心律。脑电图示：未见明显异常。

表4-1　癫痫共患抑郁、焦虑、偏头痛的筛查

项目	1. 没有。2. 很少。3. 有时。4. 总是/经常	总分
a. 每件事情都很困难	2	
b. 我什么事情都做不好	1	
c. 有负罪感	1	
d. 我死了比活着更好	1	6
e. 感到灰心丧气	1	
f. 很难找到生活中的乐趣	1	
在过去的两周内，有多少时候您受到其中任何问题的困扰	0. 完全不会。1. 几天。2. 一半以上的日子。3. 几乎每天	总分
g. 感觉紧张，焦虑或急切	0	
h. 不能够停止或控制担忧	0	
i. 对各种各样的事情担忧过多	0	2
j. 很难放松下来	1	
k. 由于不安而无法静坐	0	
l. 变得容易烦恼或急躁	0	2
m. 感到似乎将有可怕的事情发生而害怕	1	
您头痛时有这些症状吗？	n. 近3月内是否有一天因头痛导致社会、职业、学习或日常活动受影响？	否
	o. 头痛时有恶心或者胃部不适吗？	否
	p. 头痛时畏光吗？	否

注：a～f.筛查癫痫共患抑郁：以总分＞12分为界值；g～m.筛查癫痫共患焦虑：以总分＞6分为界值；n～p.筛查癫痫共患偏头痛：22个回答：≥2个回答"是"则偏头痛筛查阳性。

诊断　癫痫大发作。

二、诊疗经过

合理饮食，规律作息，适量运动，控制体重，避免受凉感冒、情绪波动、过度劳累、饮酒、熬夜。避免参与高危作业及活动（开车、骑车、高空作业、攀岩、游泳等），发作时注意防止舌咬伤、摔伤、误吸窒息等意外。书写癫痫日记。严格用药，请勿自行停药、减量、漏服、换药。

针对癫痫：丙戊酸钠缓释片早250mg（半片），晚500mg（一片），口服2周（若再次癫痫发作，可加量至早500mg，晚500mg，口服1个月）。

1个月后复查血常规、肝肾功能、电解质，1个月后复查血清药物浓度测定。3～6个月后复查脑电图。

出院后根据随访门诊要求定期神经内科门诊随访，如有不适及时就诊。

三、知识拓展

癫痫是一种以反复癫痫发作为表现的慢性脑部疾病。由脑部神经元异常放电引发，疾病的发作有反复性和短暂性特点。癫痫的发病原因包括肌肉收缩、大脑皮质发育障碍、脑部肿瘤、头外伤、中枢神经系统感染等，并且可能与遗传有关。癫痫的发病并不限于任何年龄段，其中孩童和老年人相对常见。

癫痫的主要表现是突然地、毫无缘由地发作，发作的症状不一，但同一个患者每次发作的表现是相似的。症状可能包括意识瞬间丧失和跌倒、肢体感觉异常、出现幻觉、重复的单词或者单个音节、身体或眼睛的旋转等。

癫痫并没有特定的治疗方案，主要的治疗手段是药物治疗，力求控制病情，降低发作频率，使患者达到无发作、无副作用，生活质量恢复或接近正常。在服药过程中，患者须定期监测药物血浓度，以便调整用药方案。患者的生活习惯也会直接影响疾病的状态，因此改善生活方式，如保持良好的睡眠，避免过度疲劳和精神压力，避免过度饮酒和吸烟等，也是预防癫痫发作的重要措施。

四、讨论分析

癫痫发作是临床上常见的但是容易被低估的新生儿重症监护室（NICU）并发症，对其采用脑电趋势图监护能够发现发作甚至亚临床发作，以便及时采取有效的处理措施。

患者在癫痫发作时脑电图上会出现一些相应的快频率高波幅的棘波以及尖波，而将其转换成振幅整合脑电图合并提取后，就会在数据上表现为上下界均显著增高。有研究中，无癫痫发作和癫痫发作的差异有统计学意义，也进一步证实了该结论。

但是宽带上差异并不显著，而 Envelope 参考电极上也会形成相应的波峰，和未发作差异有统计学意义。所以如果患者癫痫反复发作，且在发作间期意识没有得到任何改善或者丰富，同时又在趋势图上表现出一些类似锯齿的图形，aEEG 上届、下届和 Envelope 参考电机都呈现出明显的上升趋势，护士就应当警惕亚临床癫痫的发作，及时上报给临床医生，从而为患者的抢救赢得时间。

病例 ❸　基底节区脑梗死

一、病例简介

患者，男，64岁，农民，2023年4月17日入院。

主诉：突发言语不清，行走不稳16h。

现病史：患者于入院前16h在家休息时出现言语含糊不清，交流略有障碍，伴有口角歪斜，行走不稳，行走时无法走直线，需要他人搀扶，无明显饮水呛咳及吞咽困难，无头痛、恶心、呕吐，无四肢无力，无四肢抽搐及大小便失禁，在家休息后症状无明显改善，为求进一步检查治疗来院治疗，门诊以"急性脑梗死"收入院，收住后急诊行头颅CT检查提示：①右侧小脑半球高密度影，多考虑血管畸形。②双侧放射冠区及半卵圆中心脑白质缺血脱髓鞘改变。③右侧额叶、左外囊区腔隙性梗死灶。患者自发病以来无脑鸣、耳鸣，无发冷、发热，饮食睡眠尚可，大小便均正常，体重未见明显减轻。

既往史：平素身体健康状况一般，于10年前检查发现脑血管畸形，嘱定期观察，现无明显不适。因右肾囊肿行手术治疗，术后恢复正常。否认高血压、糖尿病、冠心病病史，否认有房颤，否认有血液系统疾病。否认肝炎、结核、菌痢、伤寒等传染病史，否认手术、输血、外伤史，无过敏史，预防接种史不详。

个人史：生长于原籍，生活习惯良好，否认外地久居史，否认疫区、疫情、疫水接触史，否认牧区、矿山、高氟区、低碘区居住史，否认化学性物质、粉尘、放射性物质、有毒物质接触史，否认吸毒史，否认吸烟史、饮酒史，否认药物成瘾史，否认冶游史。

家族史：家族中无类似患者。否认遗传病史。

检查：体温36.4℃；脉搏54次/分；呼吸20次/分；血压155/103mmHg。全身浅表淋巴结未触及肿大。腹部平坦，否认胃肠型及蠕动波。腹壁未见腹纹，脐部正常，腹式呼吸存在。腹部柔软，无液波震颤，有震水音，未触及腹部肿块。全腹无压痛及反跳痛，无肌紧张。肝脏肋下未触及，胆囊肋下未触及，脾脏未触及，肾未触及。神志清，精神可，问答切题，查体合作，言语欠清晰，记忆力、定向力、理解力正常，双眼无震颤，双侧瞳孔等大等圆，直径2.5mm，光反应灵敏，双侧眼球位于同一水平位，右侧鼻唇沟变浅，伸舌居中。左上肢：远端Ⅴ级，近端Ⅴ级。右上肢：远端Ⅴ级，近端Ⅴ级。左下肢：远端Ⅴ级，近端Ⅴ级。右下肢：远端Ⅴ级，近端Ⅴ级，生理反射存在，病理反射未引出。头颅CT：①右侧小脑半球高密度影，多考虑血管畸形。②双侧放射冠区及半卵圆中心脑白质缺血脱髓鞘改变。③右侧额叶、左外囊区腔隙性梗死灶。量表：TOAST分型（小动脉闭塞性卒中可能），入院时NIHSS评分2分；MRS评分2分；洼田饮水试验1级；VTE量表1分。

> **诊断** ①基底节区脑梗死（急性）。②脑血管畸形。

二、诊疗经过

拜阿司匹林抗血小板，阿托伐他汀钙片稳定斑块，银杏达莫活血治疗，丁苯肽改善侧支循环治疗。

2023年04月18日患者神志清，精神尚可，感言语含糊症状较昨日略有改善，交流无明显障碍，仍有口角歪斜症状。神经系统检查：神志清，精神可，问答切题，查体合作，言语欠清晰，记忆力、定向力、理解力正常，双眼无震颤，双侧瞳孔等大等圆，直径2.5mm，光反应灵敏，双侧眼球位于同一水平位，右侧鼻唇沟变浅，伸舌居中，结合患者病史及头颅CT检查现诊断明确，治疗上给予抗栓、改善侧支循环等对症治疗，进一步完善脑血管相关检查，明确高危因素。

2023年04月19日入院后进一步行血尿常见及凝血生化检查未见明显异常。行生化检查提示低密度脂蛋白偏高。行头颅核磁检查提示：左侧外囊去脑梗死，右侧小脑海绵状血管瘤可能。医师查房后指示：现患者血脂高，给予他汀类药物强化降脂治疗，左侧外囊病变，为本次责任病灶，小脑海绵状血管瘤较前无明显变化，嘱定期复查。

2023年04月22日患者神志清，精神尚可，监测血压控制平稳，饮食、睡眠及大小便正常，仍略有言语不清症状，口角歪斜明显好转，行走时感右下肢略有拖拽。入院或进一步行颈部血管彩超及心脏彩超检查基本正常。行腹部超声检查提示：右侧囊肿。进一步请泌尿科会诊，协同治疗，现患者临床症状较入院时改善，继续目前巩固治疗，观察患者病情变化。

2023年04月25日患者神志清，精神尚可，言语略有不清，交流无明显障碍，饮食、睡眠及大小便正常。神经系统检查：言语欠清晰，四肢肌力及肌张力正常，生理反射存在，病理反射未引出。患者因右肾囊肿，请泌尿科会诊后建议6个月后复诊，行手术治疗。向患者及家属交代病情，其余继续给予目前治疗。

2023年04月27日患者神志清，精神尚可，言语略有不清，交流无明显障碍，饮食、睡眠及大小便正常。神经系统检查：NIHSS1分，MRS1分，言语欠清晰，四肢肌力及肌张力正常，生理反射存在，病理反射未引。现患者临床症状改善，请示上级医师给予今日出院。嘱出院后继续服药治疗，随诊。

三、知识拓展

急性脑梗死可有许多并发症，常见有感染、脑心综合征、卒中后抑郁症、抗利尿激素分泌异常综合征和多器官衰竭等。并发脑干功能障碍者较少见，对其认识较少，探讨其发病机制具有重要临床意义。

四、讨论分析

基底神经节亦称基底节，是埋藏在大脑白质深部的灰质核团，为锥体外系的一个组成部分，主要包括尾状核、壳核和苍白球等核团，在种系发生和胚胎发育中，基底节曾是某些动物特别是鸟类的最高级神经中枢，控制着下级中枢活动，在哺乳动物和人类，由于大脑半球的发生，锥体系的发展，基底神经节是大脑皮层控制调节运动功能的一个神经核团。主要为大脑中动脉深穿支供血，大脑前动脉深穿支亦有部分供血。近年来有许多研究提示基底神经节与情感、学习、记忆、思维、语言等高级神经功能有关。有报道基底节卒中患者出现面孔情绪认知障碍及语言障碍。

基底节不仅和运动皮质有纤维联系，和脑干亦有纤维联系。脑干的神经核是脑干的灰质核团，共10对，脑干网状结构与大脑皮质、间脑、小脑、边缘系统、脊髓均有密切而广泛的联系，参与诸多重要的反射活动，如心血管活动、血压、呼吸的自动调节及吞咽、呕吐、角膜反射。这些调节和反射与维持机体正常的呼吸、循环功能，控制感觉运动功能、调节睡眠、调节内脏活动等起重要的作用。

病例 ❹ 带状疱疹性神经根炎

一、病例简介

患者，男，53岁，农民，2023年8月1日入院。

主诉：左侧面部疼痛1周，出疹3d。

现病史：患者于入院前1周，开始出现左侧耳后及左侧面颊处疼痛不适，疼痛呈过电样不适，患者未予重视在家休息观察后，上述症状改善不明显，于3d开始出现左侧耳后及面颊不集性粟粒至绿豆大小的丘疹、丘疱疹，疱液清亮，基底部皮肤潮红，带状排列，伴有针刺样疼痛，呈持续性，严重影响生活。遂来医院门诊就诊，给予口服药物（具体不详）治疗后，症状不见缓解，皮疹区域进一步扩大，今天为求进一步诊治，以"带状疱疹"收入院。发病以来，患者无发冷、发热、咳嗽、咳痰，无胸闷、气短，无失语，无意识障碍，无麻木不适，无四肢抽搐，食欲尚可，大小便正常，体重无增减。

既往史：平素体质一般，否认高血压、糖尿病。否认有心脏瓣膜疾病，否认房颤病史，否认有血液系统疾病，否认肝炎、结核、菌痢、伤寒等传染病史，否认输血、外伤史，无药物过敏史，预防接种按时完成。

个人史：无工业毒物、粉尘及放射性物质接触史。平日生活规律，吸烟30余年，约10支/日，饮酒33余年，约日饮2两白酒，无冶游史，无重大精神创伤史。

家族史：父母已故（死因不详）。家族中无与患者类似疾病，无遗传病史，无传染病史。

检查：体温36.5℃；脉搏76次/分；呼吸20次/分；血压115/70mmHg。头颅五官端正，颈部对称，甲状腺无肿大，双侧胸廓对称，双肺呼吸音清，未闻及干、湿性啰音。心律齐，各瓣膜听诊区未闻及病理性杂音，腹软，全腹无压痛、反跳痛及肌紧张，肝脾肋下未触及，四肢脊柱无畸形，双下肢无水肿，各关节活动正常。神志清，精神差，语言流利，问答切题，查体合作，记忆力、定向力、理解力正常，双眼无震颤，双侧瞳孔等大等圆，直径2.5mm，光反应灵敏，双侧额纹、鼻唇沟对称，吞咽无困难，饮水无呛咳，右侧上下肢肌力5级，左侧肢体肌力5级，左侧耳后及面颊不集性粟粒至绿豆大小的丘疹、丘疱疹，疱液清亮，基底部皮肤潮红，带状排列，疼痛分级：重度。各生理反射存在，各病理反射未引出。

诊断 带状疱疹性神经根炎。

二、诊疗经过

予以维生素B$_1$、腺苷钴胺营养神经，予阿昔洛韦抗病毒治疗，给予加巴喷丁、痘苗病毒致炎兔皮提取物注射液止痛治疗。

2023年8月2日患者神志清，精神尚可，仍有左侧面颊及耳后疼痛不适，无头晕、恶心、呕吐。查体：左侧耳后及面颊不集性粟粒至绿豆大小的丘疹、丘疱疹，疱液清亮，基底部皮肤潮红，带状排列，疼痛分级：重度。医师查房后指示：结合患者病史，现诊断明确，治疗上给予营养神经、抗病毒等对症治疗，进一步完善相关检查，以上指示已经执行。

2023年8月3日患者神志清，饮食、睡眠及大小便正常，感面颊部及耳后疼痛不适症状较前两日改善，无恶心、呕吐，行走平稳。入院后进一步行血尿便常规及凝血检查基本正常，行肝肾功及血脂检查未见明显异常。现患者临床症状改善，地塞米松已经应用3天，改用口服强的松治疗，同时给予雷贝拉唑肠溶胶囊保护胃黏膜治疗，其余继续目前治疗，进一步完善相关检查。以上指示已经执行。

2023年8月6日患者神志清，饮食、睡眠及大小便正常，感耳后及面颊疼痛明显缓解，右侧耳后及面颊处丘疱疹明显减少，基底部颜色明显减退。入院后进一步行心电图及腹部超声、胸片检查未见明显异常。行头颅核磁检查提示缺血性改变。现患者临床症状改善，要求出院后口服药物治疗，请示上级医师后给予今日出院。

三、知识拓展

带状疱疹性神经根炎是病毒侵犯神经根中的感觉神经和交感神经所致，发病时会出现全身无力、低烧、食欲不振，病变的局部神经分布区会出现疼痛，出现小水泡样的皮疹。如果没有及时治疗，疱疹会出现化脓，并且还会伴有瘙痒的症状，患者挠破脓包后会导致疱液渗出，可能会通过接触疱液直接传染。

四、讨论分析

带状疱疹对人类危害性较大，能造成神经对痛觉敏感性升高，且残留的炎性反应亦会出现不同程度疼痛，导致患者带状疱疹后神经痛（PHN）发生率较高。有学者研究表明，PHN长时间疼痛，会造成体内5-羟色胺、交感活性物质的释放，引起患者出现便秘、厌食及睡眠紊乱等，影响患者健康与生活。加巴喷丁是一种神经调节药物，能抑制中枢神经系统电压依赖型钙离子通道，从而能抑制兴奋性氨基酸与去甲肾上腺素的释放。加巴喷丁能抑制痛觉过敏和中枢敏化，有助于改善PHN患者疼痛及不适，有助于提升睡眠质量。联合神经阻滞组治疗4周后VAS、PSQI评分低于加巴喷丁组，可见，神经阻滞联合加巴喷丁能减轻患者疼痛，改善患者睡眠质量。现代药理结果表明，加巴喷丁为常用抗癫痫药物，不良反应轻，对神经病理性疼痛作用效果较强。部分研究结果表明，加巴喷丁单一用药对疼痛的缓解率仅为27%～33%，而联合其他治疗措施，能发挥最佳的治疗效果。神经阻滞是在神经干、丛、节的周围注射麻醉药物，阻滞其冲动的传导，使所支配的区域产生相应麻醉作用。神经阻滞干预过程中借助利多卡因，能阻滞脊髓或背根神经节对PHN异常疼痛信号的传导，从而阻断疼痛；该治疗药物能实现交感神经阻滞，改善血液循环，阻断交感神经与感觉神经的功能联系。

有研究联合神经阻滞组治疗4周后人际关系、整体行为、心情、生活享受及睡眠评分低于加巴喷丁组，可见，神经阻滞联合加巴喷丁能提高PHN患者生活质量，可获得良好的远期疗效，利于患者恢复。

病例 5　血管性痴呆

一、病例简介

患者，男，79岁，退休职员，2021年4月2日入院。

主诉：精神行为异常3年余。

现病史：患者于2019年1月脑梗死在医院住院治疗好转出院，当年7月出现性格改变，伴有记忆力下降，躁狂与情绪低落交替出现，时有幻觉，打人骂人，无自伤、自残行为，就诊于本院门诊，诊断为轻度VCI，予卡巴拉汀改善认知、氟伏沙明改善情绪等治疗，但症状反复出现。于2020年4月因记忆下降加重再次就诊，诊断为血管性痴呆（VD），予美金刚联合多奈哌齐治疗。随访1个月后，患者易怒、暴躁、打骂人等情况较前明显好转，照料者负担明显减轻。2021年4月2日因脑梗死、肺部感染再次急诊入院，转入ICU予气管插管接呼吸机辅助呼吸，顺利脱机后转回普通病房继续抗感染治疗，予留置胃管进食给药。1周后患者神志清醒，远期记忆改善，能与家人简单交流，无幻觉、易激惹等精神症。5个月后随访测定简易精神状态检查（MMSE）17分，神经精神科问卷（NPI）12分。患者与家属进行简短对话交流，逻辑清楚，但仍有记忆下降及睡眠障碍。

既往史：有高血压病、脑梗死、冠状动脉粥样硬化症9年。个人史、家族史无特殊。

个人史：无疫区、疫情、疫水接触史，无牧区、矿山、高氟区、低碘区居住史，无化学性物质、放射性物质、有毒物质接触史，无吸毒史，无冶游史，无吸烟、饮酒史，25岁结婚，育有1子1女，均体健。

家族史：否认遗传病史。

检查：血压125/75mmHg，心率80次/分。神志清楚，理解力、定向力、计算力、近期记忆下降，远期记忆可。脑神经检查无异常，脑膜刺激征阴性。左下肢肌张力增高，右上肢体肌力5级，右下肢肌力3～4级，左上肢肌力4级，左下肢肌力3级；共济运动无法配合。感觉系统正常。病理反射阴性。Hachacinski缺血量表评分13分。头颅MRI检查头颅右侧外囊区软化灶，脑萎缩，脑白质变性。

| 诊断 | 血管性痴呆。 |

二、诊疗经过

（1）治疗卒中和认知障碍的危险因素，如治疗高血压、血脂异常、糖尿病及心脏病等；早期诊断和治疗卒中；预防卒中再发，如抗血小板聚集、抗凝治疗等。

（2）胆碱酯酶抑制剂（如多奈哌齐、加兰他敏和卡巴拉汀）和NMDA受体拮抗剂（美金刚）对血管性痴呆有认知功能改善作用，但其治疗效果有待进一步临床评价。血管性痴呆合并阿尔茨海默病的患者也可以选用胆碱酯酶抑制剂和NMDA受体拮抗剂进行治疗。如丁苯酞、尼莫地平、银杏叶制剂等。

（3）胆碱酯酶抑制剂与NMDA受体拮抗剂对精神行为症状有一定的改善作用。在使用抗精神病药物时，应充分考虑患者的临床获益和潜在风险，根据症状使用抗精神病药物。使用药物并非控制精神行为症状的首选。

三、知识拓展

血管性痴呆（VD）起病隐匿，进展缓慢，记忆等认知功能障碍突出，多数无偏瘫等局灶性神经系统定位体征，影像学检查表现为显著的脑皮层萎缩，Hachacinski缺血量表评分≤4分。本例患者有卒中史，认知障碍发生在卒中后3个月，有神经系统局灶性缺损体征，Hachacinski缺血量表评分＞7分，故不考虑该疾病。

四、讨论分析

该患者出现波动性精神行为异常及多认知领域损害表现，且临床症状在多次脑梗死后出现快速进展，MMSE以及NPI评分显示患者除了认知功能障碍，还合并人格、情感障碍，结合患者病程及检查结果，符合VD的临床诊断。该患者系老年男性，有记忆力损害及两项以上认知领域功能损害，有精神行为异常等精神症状，头颅MRI提示明显脑萎缩，需注意与以下疾病进行鉴别：

1. pick病

该病起病较早，进行性痴呆，早期即可出现明显的人格改变及社会行为障碍，语言功能受损、记忆等认知功能障碍出现相对较晚，头颅影像学检查可表现为额叶颞叶萎缩。本例患者为老年发病，无明显语言障碍，早期出现记忆功能障碍，故排除。

2. 路易体痴呆

该病有波动性认知功能障碍、视幻觉、椎体外系症状，但影像学检查无缺血梗死灶，神经系统查体无阳性定位体征，故排除。

对于VD的治疗，《中国血管性认知障碍诊治指南》指出，胆碱酯酶抑制剂与NMDAR拮抗剂用于VCI/VD的治疗效果有待进一步临床评价。其他如丁苯酞、尼莫地平、银杏叶提取物、脑活素等对VCI/VD的治疗可能有效，但还需要更多的临床研究证据。迄今为止，VCI/VD的药物选择非常有限。

病例 ❻ 肌萎缩侧索硬化症

一、病例简介

患者，女，67岁，农民，2022年4月6日入院。

主诉：反复头晕、进行性四肢无力4年。

现病史：入院前4年，患者无明显诱因出现反复头晕、颈软，转颈时无力抬头、四肢进行性无力、肌肉萎缩，初始上肢、逐渐发展为下肢伴多次摔跤，起坐困难，需人帮助，吞咽梗阻感，在家观察无好转，为进一步诊治入院。发病以来患者精神、食欲尚可，睡眠不佳，大小便正常，体重无明显变化。近期有受凉后喷嚏、流鼻涕。

既往史：平素身体健康状况一般。无高血压、无冠心病、无糖尿病基础疾病史。无痢疾、无疟疾、无病毒性肝炎、无结核等传染病史，无肝炎、无结核传染病接触史。有手术史，18年前因"子宫肌瘤"于院外行手术治疗（具体不详），有多次外伤史，2020年右侧肋骨骨折。无输血史。无药物过敏史，无食物过敏史。

个人史：无疫区、疫情、疫水接触史，无牧区、矿山、高氟区、低碘区居住史，无化学性物质、放射性物质、有毒物质接触史，无吸毒史，无冶游史，无吸烟、饮酒史，育有1女2子，配偶及儿女身体健康。

家族史：有2个弟弟，均体健，家族中无类似患者。否认遗传病史。

检查：体温36.5℃；脉搏97次/分。呼吸20次/分；血压160/94mmHg。扶入病房，慢性病容，呼吸平稳，颈静脉无怒张，咽部稍充血，扁桃体无肿大，双肺未闻及干湿啰音，心脏不大，律齐，心音有力，各瓣膜区无病理性杂音。腹软，无压痛、反跳痛、肌紧张，肝脾肋下未扪及，移动性浊音（－），肠鸣音正常。双下肢不肿。神清语晰，对答切题，吐词清晰，查体部分合作。计算力、定向力、记忆力正常。双侧额纹对称。双瞳孔等大等圆，对光反射灵敏，眼球活动到位，无眼震。双侧鼻唇沟对称。口角伸舌无歪斜。下颌不自主抖动，咽反射正常。颈软，仰头困难，转颈时困难。双上肢肌力1级，肌张力无，右手拇指不自主抖动，双下肢肌力Ⅳ级，肌张力正常，上肢肌肉萎缩，肱二头肌反射消失，肱三头肌反射消失，左膝腱反射正常，右膝腱反射3+，跟腱反射正常。脑膜刺激征阴性。左巴氏征阴性，右巴氏征阳性。双侧霍夫曼氏征阴性。昂伯氏征阴性。共济运动阴性。全身浅、深及复合感觉灵敏对称。闭目难立征阴性。MRS评分：发病前0分。发病后3分。洼田饮水试验：1级。床旁心电图：窦性心律，正常心电图。随机指血糖：7.5mmol/L。肾功、血常规、凝血象、D-二聚体、肝功、脂蛋白a、CA125、CA153、CA199、AFP、CEA正常。甲功：促甲状腺素5.86mIU/L。血脂：低密度脂蛋白胆固醇3.48mmol/L。电解质：钾3.21mmol/L。心肌酶谱示肌红蛋白120.70ng/mL，肌酸激酶同工酶质量4.96ng/mL。超敏C反应蛋白＞5.0mg/L，C-反应蛋白10.46mg/L。肌电图诱发电位：①双侧正中、桡神经MCV正常，波幅低。②左侧尺神经MCV正常，右侧尺神经MCV稍减慢，波幅低。③双侧正中神经SCV减慢；双侧尺、桡神经SCV正常。④双侧胫、腓神经MCV正常，但双侧腓神经波幅低。⑤双侧腓肠、腓浅神经SCV正常。⑥双侧正中、尺、胫神经刺激，刺激时双侧正中、尺神经F波未引出，双侧胫神经F波潜伏期正常。双侧正中、尺神经F波异常。⑦双侧H-反射刺激，刺激时双侧H波潜伏期无延长。双侧H-反射正常。⑧右重复电刺激：刺激尺神经，小指展肌记录，低频未见递减，高频未见递增及递减；刺激面神经，眼轮匝肌记录，低频未见递减；刺激副神经及腋神经肌肉无力收缩未引出波形。⑨双侧拇短展肌、双侧小指展肌、右侧肱二头肌、右侧三角肌、双侧胸锁乳突肌、双侧颏舌肌、双侧胫前肌、双侧股四头肌、胸段脊旁肌（T10-T12）静息时均可见自发电位：双侧拇短展肌、双侧小指展肌、右侧肱二头肌、右侧三角肌、双侧颏舌肌、胸段脊旁肌（T10-T12）肌肉无力收缩；双侧胸锁乳突肌小力收缩MUP波幅及时限增加及延长，大力收缩时右侧呈混合相，左侧呈单纯相（配合欠佳）；双侧胫前肌、双侧股四头肌小力收缩MUP波幅及时限增加及延长，大力收缩时呈单纯相。⑩双耳以90dB（SL）刺激，Cz-A1、A2记录，刺激时双侧BAEP的Ⅰ、Ⅲ、Ⅴ波均可记录，潜伏期无延长。双侧BAEP正常。动脉硬化检测：临界动脉硬化。颅内压检测：正常颅内压。

　　胸部CT平扫检查报告：双肺陈旧灶。右肺下叶磨玻璃结节，性质待定，建议胸部CT增强进一步检查。双肺微小结节，建议年度复查。主动脉少许钙化。右侧第7前肋，右侧第8腋肋骨质形态欠规整，请结合临床及病史。双上胸膜增厚粘连。脂肪肝。颈椎磁共振+颅脑磁共振：双侧半卵圆中心少许缺血灶。双侧侧脑室周围轻度脑白质病变。轻度脑萎缩。双侧上颌窦及筛窦炎症。右顶骨及软组织改变。颈椎退行性变。C2/3～C5/6椎间盘膨出，C6/7椎间盘突出。

> **诊断**　肌萎缩侧索硬化症。

二、诊疗经过

（一）营养管理

（1）在患者能够正常进食时，应注意均衡饮食，以摄取足够的营养。

（2）对于咀嚼和吞咽困难的患者应改变食谱，宜采用高蛋白、高热量饮食以保证营养摄入，进食软食、半流食，少食多餐。

（3）对于严重的吞咽困难或频繁呛咳患者，可考虑行经皮内镜胃造瘘。

（二）呼吸支持

（1）保证呼吸道通畅，注意辅助排痰。

（2）呼吸肌无力时可给予无创辅助通气，必要时行气管切开，予呼吸机辅助呼吸。

（三）心理治疗

　　患者常有抑郁、焦虑等情绪问题，必要时应求助专业心理医生，调节患者心理状态。以更积极的态度面对疾病，有助于该病的治疗。

（四）药物治疗

（1）利鲁唑。

（2）依达拉奉。

三、知识拓展

肌萎缩侧索硬化（amyotrophic lateral sclerosis，ALS），又名渐冻症，是一种慢性、进行性神经性疾病，主要对上运动神经元和下运动神经元以及其支配的躯干、四肢和头面部肌肉造成损伤。这种疾病的发病原因尚不明确，既可能和遗传因素有关，也可能和生活方式、毒物接触、过度的体力劳动、低体质指数、头部外伤史、代谢性疾病、自身免疫功能异常等多种因素有关。发病高峰期通常为45岁以上，男性发病率高于女性。

肌萎缩侧索硬化的主要临床表现为进行性的骨骼肌无力、肌萎缩、肌束颤动和延髓麻痹，会伴随病程发展而逐渐恶化，甚至会影响呼吸肌，导致呼吸困难。患者还可能出现自觉麻木感、肢体瘫痪、体重下降、心律失常等症状，同时患者很可能会面临抑郁、焦虑等情绪问题。ALS作为一种临床表现复杂、异质性极大的疾病，其临床诊断、疾病管理均存在巨大挑战。大量研究证明，多模态功能磁共振数据，兼具敏感性及稳定性的特征，可作为表征中枢神经系统改变的有力工具。既往针对ALS的研究，虽然发现了一些与疾病核心特征有关的影像学标记物，但与实际应用于临床、指导临床诊疗依然有很大距离。

四、讨论分析

目前已有大量的研究分析了干细胞治疗ALS的可能性、治疗机制、治疗途径等，充分解析了不同干细胞治疗ALS的特点。间充质干细胞通过多种分子途径发挥免疫调节和神经保护作用，而ALS涉及多种病理过程，且发病机制不明确，目前更多的学者认为多靶点治疗可能有效，间充质干细胞的多种作用机制在ALS的治疗中非常有意义，但间充质干细胞具有明显的时效性，因此需要更多的研究明确如何进行移植，包括移植途径，移植频率，细胞注射体积、位置等因素，可能对后期制定更有效的间充质干细胞治疗方案至关重要。神经干/祖细胞作为神经发生和胶质发生的来源，在ALS治疗中希望其发挥代替治疗作用，但目前没有任何研究发现神经干/祖细胞能够分化成神经元发挥功能，而分化为星形胶质细胞的治疗效果十分有限，但根据Svendsen CN团队的研究发现神经干/祖细胞也是很好的药物释放系统，具有移植后存活时间长的特性，可通过基因改造等方式使细胞在特定的位置分泌基因或蛋白，具有更好的保持活性、提高靶向性等优势。诱导性多能干细胞及其衍生的细胞移植虽然避免了伦理和自身免疫排斥问题，但在移植过程中仍面临运动神经元特殊的解剖结构问题，因此，诱导性多能干细胞目前仅被作为细胞模型进行研究。

病例 **7** 面神经炎

一、病例简介

患者，女性，76岁，农民，2021年7月18日入院。

主诉：口角歪斜2h。

现病史：患者于2h前自感嘴角向右歪斜，流泪，无眼睑闭合不全、流涎、鼓腮漏气、耳后轻压痛。

既往史：高血压病史6年。

个人史：无疫区、疫情、疫水接触史，无牧区、矿山、高氟区、低碘区居住史，无化学性物质、放射性物质、有毒物质接触史，无吸毒史，无冶游史，育有1子2女，体健。

家族史：兄弟姐妹健在，家族中无类似患者。否认遗传病史。

治疗：体温36.0℃；脉搏62次/分；呼吸20次/分；血压158/76mmHg。双肺呼吸音清，两肺未闻及干湿性啰音。心界不大，律齐，无杂音。腹平、软，全腹无压痛及反跳痛，肝脾肋下未及，肠鸣音5次/分，双下肢不肿。专科检查：神志清楚，计算力，判断力，记忆力，理解力，定向力正常。嗅觉粗测正常，双侧瞳孔等大等圆，对光反射灵敏，调节反射存在。双眼球各方向运动自如，未见震颤。无眼睑闭合不全，有口角歪斜，耳后乳突区压痛（-）。伸舌居中，舌肌无萎缩及震颤，双侧掌颌反射（-），双上肢肱二三头肌腱反射（-），霍夫曼征（-）。双侧肢体肌力及肌张力正常，双侧巴氏征、戈登征、欧氏征（-）。全血细胞计数+三分类：白细胞数目：$5.0×10^9$/L；中性粒细胞百分比：67.2%；红细胞数目：$4.56×10^{12}$/L；血红蛋白：140g/L；血小板：$106×10^9$/L；PCT：＜0.05μg/mL；大生化（组）：肌酐：46μmol/L；葡萄糖（空腹）：7.14mmol/L；总胆固醇：6.49mmol/L；低密度脂蛋白：4.15mmol/L；高密度脂蛋白：2.2mmol/L；载脂蛋白A：2.3g/L。胸片示：双肺纹理增重。心影增大，主动脉硬化。颈椎片示：颈椎病。C3、4、5及其上椎体向后呈Ⅰ度滑脱。头颅MRI示：①双侧额顶叶多发异常信号，考虑缺血性改变。②双侧脑室周围白质慢性缺血性改变（DWMHI级）。③双侧海马体积略缩小并多发囊变灶。④左侧大脑中动脉粥样硬化改变。⑤左侧大脑前动脉A1段纤细。⑥老年性脑改变。⑦双侧上颌窦黏膜增厚，双侧下鼻甲肥厚。腹部超声显示：肝内多发钙化灶。胆囊切除术后。左肾囊肿。胰、脾、右肾、门静脉系未见明显异常。心电图示：窦性心动过缓、窦房结游走心律、心电轴左偏、大致正常心电图。

> 诊断　①面神经炎。②高血压病3级（极高危）。③椎动脉型颈椎病。④肾囊肿。

二、诊疗经过

给予氯沙坦钾降压、维生素 B_1 及 B_{12} 营养神经，地塞米松注射液减轻神经根水肿，艾司奥美拉唑肠溶胶囊预防应激性溃疡，注射用阿昔洛韦抗病毒，注射用血塞通活血化瘀，阿托伐他汀钙调脂，中药热罨包等对症治疗后口角歪斜逐渐减轻。

三、知识拓展

面神经炎，也称为面神经麻痹或面瘫，是一种急性发病且原因不明的单侧周围性面神经麻痹。它发生在茎乳孔以上面神经管内段面神经的一种急性非化脓性炎症。这种疾病的主要特征是面部表情肌群运动功能障碍，表现为面部肌肉的无力或瘫痪，可能导致面部不对称、嘴角歪斜等症状。面神经炎的常见临床表现包括但不限于面部肌肉的无力或瘫痪，以及面部的不对称和嘴角歪斜。其俗称"歪嘴巴""吊线风"等。

面神经炎的发病原因尚不完全清楚，但已知的一些诱因包括疲劳、面部或耳后受凉，如乘车时受到冷风吹拂或睡眠后耳部受到冷风或电风扇的吹拂等。这种疾病的治疗和康复过程可能因个体差异而有所不同，但尽早的诊断和治疗对于预防长期并发症和促进康复非常重要。

四、讨论分析

面神经炎是面部茎乳孔内组织急性水肿、面神经受压或本身的非化脓性炎症引起的周围性面神经麻痹。该病发病突然，急性期病情不稳定且容易加重，所以根据病情及早采取综合治疗非常重要，其病理改变主要为炎性水肿，其炎症程度决定面神经的损伤程度，也是影响面神经功能恢复的主要内在因素，所以应以解除炎症、减轻水肿为治疗原则。同时化学、物理治疗因子的干预越早越好，化学药物地塞米松可有效解除面神经水肿，缓解神经受压，促进神经功能恢复。

电磁波治疗仪（TDP）局部照射可改善局部血液循环以及神经肌肉的营养状态，促进炎症水肿迅速吸收，以达到疏通经络、调和气血，消肿止痛、驱除疾病的目的。在急性期不宜使用针灸治疗，因其会激惹病变神经，加重神经组织的水肿，延误水肿的消退，从而影响预后。恢复期多数患者症状开始改善，治疗以恢复面肌正常功能、预防或治疗面肌萎缩及痉挛为原则。治疗应适可而止，如在治疗过程中，患侧面肌出现抽动，即使是局部或极轻微的阵发性痉挛，也应立即停止电刺激和其他脉冲式电疗。

对面神经患者，既要重视其临床治疗，又要重视患者的心理治疗。因为该病直接影响患者的面容，口眼歪斜对患者精神上的刺激较大，患者治疗心切而乱投医，容易造成失治或误治而导致病程延长或疗效差，甚至出现"矫枉过正"的现象。所以要把疾病的发生、发展和影响转归的因素向患者做简单的交代，使患者树立起治疗的信心和耐心，配合好医生及早采取合理、正确的方法来治疗。

病例 **8**　帕金森病

一、病例简介

患者，男性，46岁，农民，2024年4月11日入院。

主诉：四肢不自主抖动，行走困难8年，加重1周。

现病史：患者8年前无明显诱因出现四肢不自主抖动，以静息时明显，以后出现表情呆板，瞬目减少，就诊于当地医院诊断"帕金森病"，给予美多巴（具体剂量不详）治疗，症状有所缓解。近4年患者一直服用多巴丝肼片0.25g，4次/日，逐渐出现起床、翻身及变换方向时运动缓慢，系纽扣、鞋带时屈颈及转头缓慢，脂颜多汗、头晕，症状加重时需住院治疗可好转，且腰痛明显，行走时需弯腰方可缓解。1周前，患者上述症状加重，迈步困难，口干、便秘、小便不畅，自服多巴丝肼片及休息后缓解不明显。

既往史：否认冠心病、糖尿病、高血压病病史，否认伤寒、结核等急慢性传染病史。

个人史：生长于原籍，生活习惯良好，否认外地久居史，否认疫区、疫情、疫水接触史，否认牧区、矿山、高氟区、低碘区居住史，否认化学性物质、粉尘、放射性物质、有毒物质接触史，否认吸毒史，偶有吸烟史、饮酒史，否认药物成瘾史，否认冶游史。

家族史：家族中无类似患者。否认遗传病史。

检查：体温36.6℃；脉搏98次/分；呼吸18次/分；血压115/66mmHg。胸廓无畸形，双肺呼吸音清，未闻及干湿性啰音。心界不大，心音有力，律齐，各瓣膜听诊区未闻及病理性杂音。腹平、软，肝脾肋缘下未触及，无压痛及反跳痛，肠鸣音3次/分。脊柱四肢无畸形，双下肢无水肿。神经系统查体：神志清，言语欠流畅，精神差。慌张步态。面部表情呆滞，双瞳孔等大等圆，左∶右＝3.0∶3.0mm，对光反射灵敏，双眼球各方向运动自如到位，无眼震及复视。双侧鼻唇沟对称，伸舌居中，咽反射正常。颈软无抵抗，Kernig征、Brudzinski征阴性。四肢肌张力较高，肌力5级，四肢不自主抖动，安静时明显。四肢腱反射对称引出，共济运动如常，双侧Babinski征阴性，深浅感觉检查无异常。括约肌功能正常。头颅CT示：脑实质未见明显异常，建议必要时MRI检查。脑萎缩。透明隔间腔（先天发育）。左侧上颌窦积液，左侧上颌窦、筛窦黏膜增厚。腹部超声示：肝内胆管结石。胆、脾、双肾、门静脉系未见明显异常。胸片示：双肺纹理增重，左膈抬高，请结合临床，必要时CT检查。心电图示：窦性心律、心电轴不偏、异常心电图、左室高电压、ST-T改变。全血细胞计数＋五分类：白细胞数目：$4.81×10^9$/L；中性粒细胞百分比：79.71%；红细胞数目：$4.17×10^{12}$/L；血红蛋白：167g/L；血小板：$155×10^9$/L；PCT：＜0.05ng/mL；大生化（组）：谷丙转氨酶：49.5IU/L；谷草转氨酶：50.6IU/L；球蛋白：21.3g/L；同型半胱氨酸：40.77μmol/L。

> 诊断　①帕金森病。②特发性震颤。③胆管结石。④脑萎缩。

二、诊疗经过

2024年4月11日患者四肢僵硬伴行走困难减轻，表情呆板，瞬目减少，起床、翻身及变换方向时运动缓慢，系纽扣、鞋带时屈颈及转头缓慢，脂颜多汗，不自主抖动。全身皮肤黏膜未见黄染及紫绀，浅表淋巴结未触及。头颅五官未见异常。胸廓无畸形，双肺呼吸音清，未闻及干湿性啰音。心界不大，心音有力，律齐，各瓣膜听诊区未闻及病理性杂音。腹平、软，肝脾肋缘下未触及，无压痛及反跳痛，肠鸣音3次/分。脊柱四肢无畸形，双下肢无水肿。神经系统查体：神志清，言语欠流畅，精神差。慌张步态。面部表情呆滞，双瞳孔等大等圆，左∶右＝3.0∶3.0mm，对光反射灵敏，双眼球各方向运动自如到位，无眼震及复视。双侧鼻唇沟对称，伸舌居中，咽反射正常。颈软无抵抗，Kernig征、Brudzinski征阴性。四肢肌张力较高，肌力5级，四肢不自主抖动，安静时明显。四肢腱反射对称引出，共济运动如常，双侧Babinski征阴性，深浅感觉检查无异常。患者仍有四肢僵硬伴行走困难，调整多巴丝肼片为0.062g，加用盐酸普拉克索片对症治疗，密切观察病情变化。

2024年4月14日患者四肢僵硬伴行走困难减轻，表情呆板，瞬目减少，起床、翻身及变换方向时运动缓慢，系纽扣、鞋带时屈颈及转头缓慢，脂颜多汗，不自主抖动。全身皮肤黏膜未见黄染及紫绀，浅表淋巴结未触及。头颅五官未见异常。胸廓无畸形，双肺呼吸音清，未闻及干湿性啰音。心界不大，心音有力，律齐，各瓣膜听诊区未闻及病理性杂音。腹平、软，肝脾肋缘下未触及，无压痛及反跳痛，肠鸣音3次/分。脊柱四肢无畸形，双下肢无水肿。神经系统查体：神志清，言语欠流畅，精神差。面部病情呆滞，双瞳孔等大等圆，左：右＝3.0：3.0mm，对光反射灵敏，双眼球各方向运动自如到位，无眼震及复视。双侧鼻唇沟对称，伸舌居中，咽反射正常。颈软无抵抗，Kernig征、Brudzinski征阴性。四肢肌张力较高，肌力5级。综合医院焦虑/抑郁（HAD）情绪测定表示：焦虑总分5分，抑郁总分11分。主治医师查房：患者夜间睡眠欠佳，给予氯硝西泮片助睡眠。依据综合医院焦虑/抑郁（HAD）情绪测定，补充诊断抑郁状态，给予草酸艾司西酞普兰片抗抑郁。观察病情变化。

2024年4月15日患者四肢僵硬伴行走困难较入院改善。查体：胸廓无畸形，双肺呼吸音清，未闻及干湿性啰音。心界不大，心音有力，律齐，各瓣膜听诊区未闻及病理性杂音。腹平、软，肝脾肋缘下未触及，无压痛及反跳痛，肠鸣音3次/分。脊柱四肢无畸形，双下肢无水肿。神经系统查体：神志清，言语欠流畅，精神差。面部病情呆滞，双瞳孔等大等圆，左：右＝3.0：3.0mm，对光反射灵敏，双眼球各方向运动自如到位，无眼震及复视。双侧鼻唇沟对称，伸舌居中，咽反射正常。颈软无抵抗，Kernig征、Brudzinski征阴性。四肢肌张力较高，肌力5级。综合医院焦虑/抑郁（HAD）情绪测定表示：焦虑总分5分，抑郁总分11分。主任医师查房：患者入院后经给予多巴丝肼片及盐酸司来吉兰片及息宁治疗帕金森病、射频电疗改善脑循环、注射用烟酸扩张小血管、经颅磁治疗帕金森病、氯硝西泮片助睡眠、草酸艾司西酞普兰片抗抑郁等对症治疗后，症状减轻，经请示上级医师同意，与患者沟通后，明日出院。

三、知识拓展

帕金森病（PD），也常被称为"震颤麻痹"，是一种神经系统退行性疾病。这个疾病的发病原因主要是黑质多巴胺能神经元的退化和死亡，可能与遗传、环境因素及神经系统老化等多种因素有关。公认的是，衰老是帕金森病发生的最重要因素，疾病具有显著的老年高发特性，男性发病率稍高于女性。

帕金森病的症状各异，主要表现为运动和非运动两类症状。运动症状包含静止性震颤、肌强直、运动迟缓以及姿势平衡障碍。非运动症状主要包括便秘、嗅觉障碍、睡眠障碍、自主神经功能障碍及精神与认知障碍等。

四、讨论分析

正常人大脑运动皮质和基底核之间形成环路。在该环路中，纹状体到苍白球内侧部形成直接通路；纹状体经苍白球外侧部和丘脑底核到苍白球内侧部形成间接通路。直接通路对苍白球内侧部起抑制作用；而间接通路对苍白球内侧部最终起兴奋作用。黑质多巴胺神经元抑制纹状体中D_2受体，兴奋纹状体中D_1受体。与基底核功能有关的最重要的神经介质有多巴胺（DA）和乙酰胆碱（ACh）等。DA为纹状体的抑制性调节递质，而ACh为纹状体的兴奋性调节递质。不同性能的神经元及其神经调节剂相互作用，维持其功能处于动态平衡状态。在正常人中，这两种神经递质处于动态平衡状态。在脑中的DA由单胺氧化酶（MAO-B）及儿茶酚氧甲基转移酶（COMT）等催化代谢，其最终代谢产物是高香草酸（HVA）。正常情况下脑中DA主要是通过MAO-B代谢。

引起PD的确切病因尚不清楚。现在只知道环境因素和（或）基因遗传是最重要的致病原因。此外，氧化应激、线粒体功能障碍、兴奋毒性、神经营养因子缺乏、免疫调节异常等一系列事件都与PD患者黑质DA神经元变性有关。细胞凋亡也可能是PD神经元变性的原因。PD的主要病理变化是黑质致密部神经元严重缺失，其病理改变与PD患者纹状体中DA含量减少程度成正比。PD患者黑质变性所致的DA缺乏，引起间接通路对苍白球内侧部的过度兴奋作用。并减少直接通路对苍白球内侧部的抑制活动。最终DA显著减少，纹状体失去抑制性作用，ACh的兴奋作用相对占优势。DA与ACh之间的功能失平衡，当残存的DA神经元不能代偿时即出现临床症状。在出现临床症状时，黑质神经元和纹状体的DA水平减少了60%～90%。因此在临床上应用抗胆碱能药；或给予可增加DA合成与释放的药物，以补充脑中所丧失的DA，重建起纹状体的抑制作用；或者通过给予直接刺激DA能受体的药物来治疗PD。由于DA不能通过血脑屏障，而DA的前体LD可以通过血脑屏障，故LD治疗PD才能起效。但随着疾病的进展和长期使用LD制剂，患者可出现下列中枢和周围LD代谢的改变：①随疾病的进展，黑质纹状体系统变性加重，DA神经元储存神经介质的能力下降。②突触后受体等在非生理LD刺激下发生改变。③治疗窗变窄。④患者的治疗反应更加依赖血中LD浓度的变化。

谷氨酸是皮质-基底核、丘脑底核苍白球通路中最重要的兴奋性氨基酸神经介质。PD患者中脑DA神经元变性就会引起纹状体以及丘脑底核到苍白球内侧部和核质网状部的兴奋性氨基酸介质水平升高。依次导致间接通路对苍白球外侧部的抑制增加，苍白球外侧部对丘脑底核抑制减弱，丘脑底核过度兴奋苍白球内侧部，最后引起丘脑核过度抑制。因此，兴奋性氨基酸受体（NMDA）拮抗剂，以及手术毁损或刺激丘脑底核、苍白球内侧部可以改善PD的临床症状。

除此之外，PD患者的其他DA能系统和非DA能系统也出现不同程度的损害。患者于病程中逐渐出现并发症（症状波动、运动障碍）和其他次要症状，如精神症状、认知功能障碍、睡眠障碍等。次要症状是由其他系统受到损害引起的临床表现。有些次要症状发生在主要症状之前，有些可成为运动功能障碍的主要原因，这些症状对目前的治疗反应差。

病例 ❾ 疱疹病毒性脑炎

一、病例简介

患者，男，71岁，退休职员，2022年9月22日入院。

主诉：腹痛、腹泻5d，加重伴头痛1d。

现病史：患者入院前5d无明显诱因出现腹痛、腹泻，伴发热，最高体温39.0℃，到当地医院就诊，给予相应治疗，患者症状好转，腹泻停止；入院前1d再次出现腹泻，伴头痛，呈整个头部胀痛，无言语不利，无明显的头晕不适，无视物旋转及视物模糊，无耳鸣及听力下降，无恶心、呕吐，无肢体功能障碍，遂就诊，行头颅CT未见明显异常，急诊以"脑炎"收住入院。病程中无心慌、气短，无谵语、谵妄，无大小便失禁，无口角歪斜，无进食呛咳及吞咽迟缓或困难，无寒战抽搐，无黑蒙、晕厥及意识丧失，自诉腰背部疼痛不适，精神欠佳，饮食睡眠欠佳，近期体重无减轻。

既往史：既往体建。

个人史：生长于原籍，生活习惯良好，否认外地久居史，否认疫区、疫情、疫水接触史，否认牧区、矿山、高氟区、低碘区居住史，否认化学性物质、粉尘、放射性物质、有毒物质接触史，否认吸毒史，有吸烟史、饮酒史，否认药物成瘾史，否认冶游史。

家族史：家族中无类似患者。否认遗传病史。

检查：体温37℃；脉搏80次/分；呼吸18次/分；血压136/78mmHg。发育正常，营养良好，表情自然，正常面容，自主体位，步入病房，步态正常。神志清楚，查体合作。全身皮肤黏膜无黄染、苍白、发绀、出血点、水肿、肝掌、溃疡、蜘蛛痣。全身浅表淋巴结未触及肿大。头颅正常，双眼睑无水肿，眼球无突出及震颤，结膜无苍白、充血、出血或水肿，巩膜无黄染，双侧瞳孔等大正圆，对光反射灵敏。耳郭外形正常，外耳道无分泌物，乳突无压痛。鼻外形正常，鼻唇沟对称，口唇无苍白，伸舌居中，无震颤，咽无充血，颈无抵抗，颈动脉搏动正常，未见颈静脉怒张。气管居中，甲状腺未触及肿大。胸廓无畸形，呼吸运动度对称，双侧语颤对称，未触及胸膜摩擦感，双肺叩诊清音，肺下界位于右锁骨中线第6肋间，左右腋中线第8肋间，肩胛下角线第10肋间，肺底移动度6cm双肺呼吸音清，双肺未闻及明显干湿性啰音及胸膜摩擦音。心前区无隆起，心尖搏动位于第5肋间左锁骨中线内1cm，未见异常搏动，未触及震颤，未触及心包摩擦感，心界不大，心律齐，心音正常，PKA，无异常血管征，各瓣膜听诊区未闻及杂音及心包摩擦音。腹部平坦，未见胃、肠型及蠕动波，未见腹壁静脉曲张，腹软，无压痛，未及包块，Murphy征阴性，肝脾肋下未及。肝区肾区无叩痛，腹部叩诊鼓音，移动性浊音阴性，肠鸣音3次/分。肛门及外生殖器未查。脊柱四肢无畸形，关节无红肿及压痛，主动活动正常，双下肢无水肿。腹壁反射正常，二、三头肌腱反射、膝腱反射、跟腱反射生理反射正常，Babinski征（－），Hoffmann征（－），Oppenheim（－），Gordon征（－），脑膜刺激征阴性。

> **诊断** 病毒性脑炎。

二、诊疗经过

依据患者目前临床症状、体征诊断考虑脑炎，现给予患者抗感染、抗病毒、改善脑循环、预防并发症等对症治疗。不排除结核性脑膜炎，进一步完善结核抗体化验，明确诊断；患者同型半胱氨酸高，同型半胱氨酸升高是脑血管病的独立的高危因素，高同型半胱氨酸血症能促进血小板产生血栓素，促进血小板聚集和凝血因子的活性，促进凝血和抑制抗凝，增加脑血管病的发生风险。

叶酸参与同型半胱氨酸的代谢，叶酸缺乏导致血液中同型半胱氨酸升高，损伤血管内皮，影响血管通透性，降低血管弹性，引发动脉粥样硬化。故给予小剂量叶酸片0.4mg，2次/日，以及口服降同型半胱氨酸治疗。向患者口家属告知服用小剂量叶酸的必要性，警惕患者发生恶性卒中事件等。向患者家属告知病情及预后，遵嘱执行。

三、知识拓展

疱疹病毒性脑炎又称单纯疱疹脑炎；既可见于初发性单纯疱疹脑炎，也可见于复发性患者。本病呈散发性，在非流行性病毒脑炎中系最常见的一种，据统计约占病毒性脑炎的10%~20%，病情严重则预后较差。

四、讨论分析

疱疹病毒（HV）组中有4种病毒能侵袭CNS，即HSv、vZV、EBV、CMV，均属于DNA病毒；4者之间无共同抗原成分，能在细胞核内复制，引起宿主持续性或潜在性感染，导致HVE产生。HVE病情危重，死亡率及致残率极高，既往选择的抗疱疹病毒药物，如碘苷、阿糖胞苷、阿糖腺苷Ara-A、三氟胸苷抗病毒的作用弱，专一性差，常产生骨髓抑制，肝、肾功能损害等副作用，疗效较差，在应用Ara-C治疗32例HVE患者中，好转率为56.2%，死亡率为31.2%；且24例（66.7%）发生不同程度的骨髓抑制，证实了这一观点。

疱疹病毒性脑炎（ACV）是80年代开发的抗病毒新药，抗HSV作用强，亦可抗VZV、EBV、CMV。在感染细胞中，HV激酶使ACV磷酸化（即活化），选择性抑制病毒DNA聚合酶，从而阻断病毒合成。ACV分子量小，容易通过血脑屏障，对人体的毒性低，很少引起骨髓抑制。ACV治疗HVE的剂量多为10mg/kg，每8h1次，疗程10d。

病例 ⑩　多发性肌炎

一、病例简介

患者，女，65岁，农民，2022年12月6日入院。

主诉：四肢无力1年余，加重半年。

现病史：患者于入院前年余前，无明显诱因出现四肢无力，伴乏力不适，伴头晕、视物模糊及视物旋转，无复视，伴耳鸣及耳胀，无听力下降，伴胸闷、气短，无心慌、心悸，无黑蒙、晕厥，无四肢抽搐及大小便失禁，无饮水呛咳及吞咽困难，就诊于当地医院，行相关检查后给予对症治疗（具体药物及剂量不详）后好转出院。半年前，上述症状加重，伴行走及起立困难，四肢力量较前明显减弱，再次就诊于当地医院，给予药物治疗（具体药物及剂量不详），现症状未见明显缓解，求进一步诊治，遂以"脑梗死"收住入院。病程神志清，精神极差，无意识障碍，无情感认知障碍，无发热、咳嗽、咳痰，无腹痛、腹泻，大小便正常，近期未监测体重。

既往史：既往体建。

个人史：生长于原籍，生活习惯良好，否认外地久居史，否认疫区、疫情、疫水接触史，否认牧区、矿山、高氟区、低碘区居住史，否认化学性物质、粉尘、放射性物质、有毒物质接触史，否认吸毒史，否认吸烟史、饮酒史，否认药物成瘾史，否认冶游史。

家族史：家族中无类似患者。否认遗传病史。

检查：体温36.6℃；脉搏85次/分；呼吸17次/分；血压102/69mmHg。神志清楚，查体合作。双上肢远端肌力5-级，近端肌力4+级，双下肢远端肌力4+级，近端肌力3级。深浅反射减退，余神经系统未见明显阳性体征。

诊断 多发性肌炎。

二、诊疗经过

今晨患者诉四肢无力较前未见明显缓解，无黑蒙及晕厥发作，无四肢抽搐及大小便失禁，睡眠欠佳，饮食可。补体C4：0.5g/L；谷丙转氨酶：75U/，谷草转氨酶：128U/L，乳酸脱氢酶：879U/L，甘油三酯：2.26mmol/L，极低密度脂蛋白：1.03mmol/L，肌酸激酶4012U/L，α-羟丁酸脱氢酶：692U/L；同型半胱氨酸：24μmol/L；红细胞沉降率（ESR）：23mm/h；谷草转氨酶：161U/L，乳酸脱氢酶838U/L，肌酸激酶：3421U/L，肌酸激酶同工酶：138U/L，α-羟丁酸脱氢酶：820U/L；心肌三项：肌钙蛋白Ⅰ：阴性，肌酸激酶同工酶：140U/L，肌红蛋白：阳性；心电图：窦性心律，右室肥厚，部分ST段改变。颈部血管彩超：双侧颈动脉内中膜增厚并右侧多发斑块形成，双侧颈静脉、椎静脉、锁骨下静脉声像图及彩色血流未见明显异常。腹部彩超：肝脏、胆管、胰腺、脾脏、双肾、声像图及血流未见异常。心脏彩超：左房增大，右室增大、肺动脉增宽、肺动脉高压（中度），左室舒张功能减低、收缩功能正常，彩色血流示：三尖瓣反流（少量）。主治医师查房后示：①根据病史、化验及检查分析，诊断：多发性肌炎、颈动脉硬化、高同型半胱氨酸血症、肝功能不全、高甘油三酯血症。②化验回报同型半胱氨酸轻度升高，有加重发生脑卒中风险，给予叶酸片参与同型半胱氨酸代谢，倍他司汀改善循环，肌酸激酶极高，心梗三联阴性，下肢酸痛及双下肢无力，行走困难，考虑多发性肌炎，给予糖皮质激素500mg冲击治疗，泮托拉唑抑酸护胃，葡萄糖酸钙补充钙剂防止骨质疏松，骨化三醇补充维生素D，外送特发性肌炎化验鉴别诊断。暂停阿司匹林肠溶片抗血小板聚集，阿托伐他汀钙调脂。③完善头核磁，外院行颈腰椎核磁提示颈椎病，腰椎间盘突出。完善胸片，告知患者家属病情及预后，注意休息，保证睡眠充足。

三、知识拓展

多发性肌炎是一种以肌无力、肌痛为主要表现的自身免疫性疾病，病因不清，主要临床表现以对称性四肢近端、颈肌、咽部肌肉无力，肌肉压痛，血清酶增高为特征的弥漫性肌肉炎症性疾病。多为亚急性起病，任何年龄均可发病，中年以上多见，女性略多。部分患者病前有恶性肿瘤，约20%患者合并红斑狼疮、硬皮病、类风湿性关节炎、干燥综合征等其他自身性疾病。

由于受累范围不同，伴发病差异较大，因而本病临床表现多样。通常本病在数周至数月内达高峰，全身肌肉无力，严重者呼吸肌无力，危及生命。

四、讨论分析

多发性肌炎是现代社会常见的免疫系统疾病，其发病机制目前尚未统一。一般认为，该病的发生主要与患者自身免疫系统有关，即免疫系统紊乱、免疫力低下。部分学者指出，该病的发病机制可能与遗传及细菌感染等因素有关。多发性肌炎常通常表现为肌无力、四肢肌痛、肌肉萎缩、皮肤损害等多种症状，部分患者还存在关节痛、发热等症状，不仅给患者的身心带来较大痛苦，而且严重影响其正常工作与生活，因此应给予高度重视。

多发性肌炎可分为急性与慢性两种类型，其临床特点与病理改变具有一定共性，但也有一定差异。有学者等认为，与慢性多发性肌炎患者相比，急性多发性肌炎患者的病程较短，其往往在短时间内发病，且临床表现主要为肌痛，部分患者还存在肌无力、体温异常等症状，小部分还伴有雷诺征，而在病理方面，其肌纤维出现明显变性、坏死和再生，间质内出现明显淋巴细胞、浆细胞、巨噬细胞浸润，但间质增生及肌纤维萎缩现象较弱，不比慢性多发性肌炎明显。其他学者认为，与急性多发性肌炎患者相比，慢性多发性肌炎患者起病较慢，病程较长，临床主要表现为肌萎缩与肌无力，部分患者存在轻微的疼痛症状，而在病理方面，其肌纤维只出现轻微的变性、坏死现象，且炎症细胞浸润程度较轻，但间质增生显著，主要以间质纤维化为主，可致肌纤维完全破坏、纤维性萎缩，甚至有化生骨形成。由于急性多发性肌炎与慢性多发性肌炎在临床表现及病理学方面存在诸多不同，因此在临床治疗中，应准确把握两种类型的不同表现及不同病理学特征，以提高疾病诊断的准确率，同时实施对症治疗，以缩短机体康复时间，提高治疗效果。

在多发性肌炎治疗中，无论是急性多发性肌炎还是慢性多发性肌炎患者，常用的治疗方法均为药物治疗，其中甲强龙、泼尼松等药物在急慢性多发性肌炎中发挥着重要作用。

病例 ⑪　亨特氏综合征

一、病例简介

患者，男，23岁，学生，2023年5月14日入院。

主诉：右侧额纹消失伴口角歪斜3d。

现病史：患者于入院前有受凉史，于3d前早上早起刷牙洗漱时发现口角含不住水，右侧漏水，进而出现右侧额纹消失，口角歪斜，于入院前1d中午吃饭时发现右侧舌体尝不出味道，伴右眼闭合不全，右眼流泪，为求进一步诊治前来我院，门诊以"亨特综合征"收入院。病程中患者无头晕、头痛，无恶心、呕吐，无视物旋转、视物模糊、复视，无胸闷、心慌、气短，无高热、寒战，无黑矇、晕厥、抽搐等。自发病以来神志清，精神尚可，饮食、睡眠尚可，二便正常。

既往史：有"银屑病病史5年"，口服相关药物控制尚可。

个人史：无疫区、疫情、疫水接触史，无牧区、矿山、高氟区、低碘区居住史无化学性物质、放射性物质、有毒物质接触史，无吸毒史，无冶游史。

家族史：家族中无类似患者。否认遗传病史。

检查：体温36.4℃；脉搏74次/分；呼吸17次/分；血压114/76mmHg。患者意识清楚，言语清晰，记忆力、定向力、理解力、判断力、计算力正常，自知力存在，无不完全性运动、感觉性失语。嗅觉正常，视野无缺损，瞬目反射存在。睑裂对称，右眼睑下垂，眼球各方向运动正常，无眼球震颤。双瞳孔等大等圆，光反射（直接、间接）正常。无面部痛觉减退，无触觉减退。颞颊部无肌萎缩，双角膜反射存在，下颌反射正常。两侧面部对称，无面肌痉挛。右侧鼻唇沟变浅，鼓腮无漏气，白齿口角向左偏斜，伸舌居中，右侧额纹消失，右眼闭合不全。右侧舌前2/3味觉消失，声音无嘶哑，饮水无呛咳，软腭上抬有力，咽反射正常。转头及耸肩运动正常。双侧肌张力及肌力正常。腹壁反射正常，二、三头肌腱反射、膝腱反射、跟腱反射生理反射正常，双侧Babinski征（-），Hoffmann征（-），Oppenheim（-），Gordon征（-），脑膜刺激征阴性。

> **诊断** 亨特氏综合征。

二、诊疗经过

2023年5月15日患者查血同型半胱氨酸示：31μmol/L，同型半胱氨酸升高是脑血管病的独立的高危因素，高同型半胱氨酸血症能增加血小板产生血栓素，促进血小板聚集和凝血因子的活性，促进凝血和抑制抗凝，增加脑血管病的发生风险。叶酸参与同型半胱氨酸的代谢，叶酸缺乏导致血液中同型半胱氨酸升高，损伤血管内皮，影响血管通透性，降低血管弹性，引发动脉粥样硬化。故给予小剂量叶酸片0.4mg，2次/日，以及口服降同型半胱氨酸治疗。向患者及家属告知服用小剂量叶酸的必要性，警惕患者发生恶性卒中事件等。

2023年5月16日嘱患者低盐低脂饮食，给予抗病毒（阿昔洛韦）、B族维生素、改善循环（罂粟碱注射液）、降同型半胱氨酸（叶酸）、激素（地塞米松）等对症治疗。遵嘱执行。

2023年5月17日给予抗病毒（阿昔洛韦）、B族维生素、改善循环（罂粟碱注射液）、降同型半胱氨酸（叶酸）、激素（地塞米松）、康复、针灸等对症治疗。

2023年5月22日患者口角歪斜明显好转，饮食、睡眠尚可，二便正常。查体：意识清楚，言语清晰，对答切题。嗅觉正常，视野无缺损，瞬目反射存在。睑裂对称，右眼睑略下垂，眼球各方向运动正常，无眼球震颤。双瞳孔等大等圆，光反射正常，辐辏反射正常。无面部痛觉减退，无触觉减退。颞颊部无肌萎缩，双角膜反射存在，下颌反射正常。两侧面部对称，无面肌痉挛。右侧鼻唇沟略浅，鼓腮无漏气，示齿口角略向左偏斜，伸舌居中，右眼闭合不全好转。右侧舌前2/3味觉有所恢复，声音无嘶哑，饮水无呛咳，软腭上抬有力，咽反射正常。转头及耸肩运动正常。双侧肌张力及肌力正常。生理反射正常，病理征未引出，脑膜刺激征阴性。继续给予抗病毒（阿昔洛韦）、B族维生素、改善循环（罂粟碱注射液）、降同型半胱氨酸（叶酸）、激素（地塞米松）、康复、针灸等对症治疗。现患者病情好转，请示上级医师，准予明日出院。

三、知识拓展

亨特氏综合征，即Ramsay Hunt综合征，又称膝状神经节炎，是一种常见的周围性面瘫，发病率仅次于贝尔氏面瘫。1907年由Ramsay Hunt首先报告，由此得名。主要表现为一侧耳部剧痛，耳部疱疹，同侧周围性面瘫可伴有听力和平衡障碍。本病由潜伏在面神经膝状神经节内的水痘带状疱疹病毒，于机体免疫功能降低时再活化引起，除侵犯膝状神经节外，还可累及邻近的位听神经。细胞免疫功能低下与发病有关。由于感染波及颅内引起局部脑膜炎，故脑脊液常有异常。

四、讨论分析

有人将亨特氏综合征分为五型，病变所涉及的范围已超出亨特氏1907年所描述的范围，但各型都离不开耳部疱疹和同侧周围性面瘫这两个特有的症状群。关于疱疹的部位，左耳、右耳、耳前、耳后均有过报告，值得研究的是耳道皮肤神经分布特点和疱疹入侵途径。耳后的皮肤感觉区由第二颈神经支配，耳郭的一小部分皮肤和一部分鼓膜在内的外耳道感觉是三叉神经下颌支感觉纤维所支配，只有外耳道中央区、外耳门前方附近、外耳道皮肤及鼓室上皮的外感受性冲动是由起自膝状神经节细胞的纤维传递。

一般以为本综合征是由于膝状神经节受累而波及面神经运动纤维引起，但至今都没有任何膝状神经节受累的病理学证据。由于疱疹在耳郭的分布虽然不同，但均有同侧面瘫而且早有人在疱疹液内分离出疱疹病毒，学者认为只有耳部的皮肤受带状疱疹病毒侵犯才能引起该综合征。由于电子显微技术的发展，没有皮肤疱疹损害的疱疹病毒感染亦能确诊，但基层医生只能根据临床表现诊断。该综合征的病毒入侵途径可能为：病毒→耳部皮肤→颈二神经皮支→三叉神经下颌支→膝状神经节→波及面神经运动纤维→周围性面瘫。此病毒可同时侵犯其他中枢神经和脑实质，根据这一途径或许能解释与耳郭、内听道解剖结构有关的Ⅴ、Ⅷ功能障碍等症状。

通常大多数人的味觉冲动似乎是经舌神经、鼓索神经和面神经到达膝状神经节，当膝状神经节出现炎症时舌前2/3味觉丧失。若患者舌前2/3味觉正常，其味觉冲动可能另有途径，很可能依次沿舌神经、鼓索与耳神经的交通支，耳神经节至岩浅大神经的分支，由此借道鼓索神经的远端，用这一途径或许能解释患者舌前2/3味觉保留的原因。

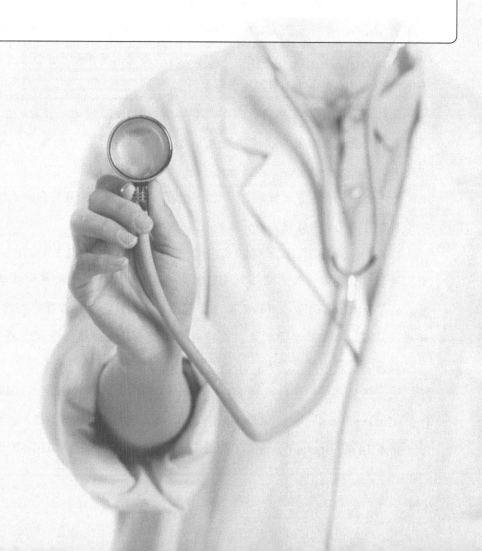

第五章

内分泌科病例精选

病例 ❶ 甲状腺功能亢进

一、病例简介

患者，女，50岁，农民，2022年5月6日入院。

主诉：消瘦4个月余。

现病史：患者于4个月前无明显诱因出现消瘦（体重减轻约14kg），伴心悸、手抖，大便2次/日，无腹痛、腹泻、便血，无恶心、呕吐，无口渴、多饮、多尿，1日前于门诊查"游离T4 43.94pmol/L，游离T3 22.86pmol/L，促甲状腺激素0.01mIU/L，谷丙转氨酶45IU/L，谷草转氨酶71IU/L"，为进一步诊治，门诊以"甲状腺功能亢进症"收住入院。自发病以来神志清，精神尚可，饮食可，睡眠差，大便2次/日，小便未见明显异常。

既往史："宫外孕"手术史。否认肝炎、结核病史及密切接触史。否认冠心病、高血压史，否认脑血管病及精神疾病病史。无传染病史，无输血史，无食物药物过敏史，无重大外伤史，预防接种史不详。

个人史：无疫区疫水接触史，无放射线及毒物接触史，预防接种史按时。

家族史：父母亲体健。否认家族性遗传病史。

检查：体温36.3℃，脉搏99次/分，呼吸20次/分，血压168/77mmHg。神志清，精神可，查体合作。颈软无抵抗感，无颈静脉怒张，气管居中，甲状腺Ⅰ度肿大。叩诊双肺呈清音，听诊双肺呼吸音清，未闻及干湿性啰音。心前区无隆起，未触及震颤，心浊音界无扩大，心律规整，心音正常。腹部平坦，腹部无压痛，无反跳痛，肝脾未触及肿大，无移动性浊音，肝区无叩痛，双肾区无叩痛，肠鸣音亢进。锥体束征：弹指反射（Hoffmann氏征）（−），跖伸拇反射（Babinski氏征）（−），Gordon氏征（−），Chaddock氏征（−），奥本汉姆征（−）。脑膜刺激征（−）。

游离T4 43.94pmol/L，游离T3 22.86pmol/L，促甲状腺激素0.01mIU/L，谷丙转

氨酶45IU/L，谷草转氨酶71IU/L。

诊断 ①甲状腺功能亢进。②肝功异常。

二、诊疗经过

2022年5月7日患者神志清，精神可，听诊双肺呼吸音清，未闻及干湿性啰音。甲状腺Ⅰ度肿大。心律规整，心音正常。腹壁柔软，腹部无压痛，无反跳痛；游离T4：43.94pmol/L，游离T3：22.86pmol/L，促甲状腺激素：0.01mIU/L，谷丙转氨酶：45.00U/L，谷草转氨酶71.00U/L。根据以上资料分析：目前诊断为：①甲状腺功能亢进症。②肝功异常，继续抗甲状腺、营养心肌、保肝治疗；患者入院查血压：168/77mmHg，既往无高血压病史，暂给予血压监测。续观病变。

2022年5月8日患者因甲亢合并肝损害入院，反复诉左乳房胀痛，完善乳腺彩超示：双侧乳腺增生，双侧颈部淋巴结轻度增大，为协助诊治，特请普外科会诊。普外科医师查看患者，患者神志清，精神可，进食尚可，大小便正常，患者自诉双侧乳腺疼痛不适。查体：双侧乳腺对称，无皮肤红肿，无橘皮样改变，双乳未触及明显肿物，双侧腋窝未触及明显肿大淋巴结。辅助检查：2022年5月8日乳腺及引流区淋巴结诊断：双侧乳腺增生，双侧颈部淋巴结轻度增大。处理意见：①同意贵科诊断及治疗。②建议可给予口服消乳散结胶囊或痛舒片药物治疗。会诊意见已告知患者，遵医嘱处理。

2022年5月8日患者诉仍心悸，余未诉不适，饮食可。辅助检查：氨基末端脑利钠肽前体＜100.00pg/mL，心肌酶谱谷草转氨酶：53.00U/L，乳酸脱氢酶：117.00U/L，肌酸激酶：43.00U/L，α-羟丁酸脱氢酶：82.75U/L，缺血修饰白蛋白：69.20U/mL，钾：4.16mmol/L，钠：136.90mmol/L。今主任医师查房分析：患者诉心悸，考虑与甲亢相关，继续抗甲状腺药物治疗，并加用盐酸普萘洛尔片（心得安）进一步控制心率。续观病变。

2022年5月11日患者一般情况可，未诉不适。总胆红素：10.20μmol/L，直接胆红素：1.80μmol/L，间接胆红素：8.40μmol/L，谷丙转氨酶：27.00U/L，谷草转氨酶：30.00U/L，白细胞：3.29×10⁹/L。主治医师查房分析：患者肝功好转，病情稳定，今予以出院。出院医嘱：①继续服药治疗：甲疏咪唑10mg，3次/日；心得安10mg，3次/日；维生素C；0.2mg，3次/日；利可君片一片，3次/日；复方甘草酸苷胶囊25mg，3次/日。②出院后一周复查血常规、调整利可君片用量，2周复查肝功，4周复查甲功，调整药物。

三、知识拓展

甲状腺功能亢进症，简称甲亢，是由于甲状腺过于活跃导致过量甲状腺激素的生成和分泌而引发的病症。造成甲亢的原因众多，最常见的是由体内的特定抗体——促甲状腺激素受体抗体（TRAb）过多引发的Graves病。甲亢病因还包括多结节性毒性甲状腺肿，甲状腺高功能腺瘤，基因突变引起的甲状腺结节或腺瘤、碘甲亢等。甲亢女性发病率高于男性，青年女性易患Graves病，而老年人易患多结节性毒性甲状腺肿。

甲亢常见症状包括易激动、烦躁、心动过速、乏力、怕热、多汗、体重下降、食欲亢进等，甲亢并不具备传染性。此外，部分患者会出现眼球突出的眼症，存在周期性瘫痪或肌无力，部分女性患有妊娠剧吐。

甲亢的治疗方式主要包括药物治疗、碘-131治疗和手术治疗。药物治疗通常采用抗甲状腺药物（ATD），主要为抑制甲状腺激素的合成；碘-131治疗通过破坏甲状腺细胞，使甲状腺激素水平下降；手术治疗是通过手术切除甲状腺，从而降低甲状腺激素水平。患者的治疗选择因其病情差异、并发症、年龄、性别、怀孕状态及个人选择等因素不同而不同。

在近亲曾患过此病的甲亢患者中，可能存在家族或遗传因素，此外，女性体内的雌激素、自身免疫疾病、剧烈的精神刺激等多种因素也可能诱发甲亢。

四、讨论分析

甲状腺功能亢进发病原因复杂，与甲状腺炎症反应、药物刺激、垂体TSH瘤等有关，可出现机体高新陈代谢症状，并伴交感神经兴奋性。随病症进展可能会引发甲亢危象，威胁患者生命安全，需加强对其甲状腺功能监测，以便及时发现患者甲状腺功能变化，并尽早治疗，以维持其甲状腺功能及代谢稳定。但在甲状腺功能检测中，可能会出现首次检查不准情况。同时若患者检查前碘元素摄入过多，或服用高碘药物，可能会出现甲亢阳性检出结果。不同医院在甲功检验中的参考范围存在一定差异性，可能会影响结果诊断标准。因此选择探查准确度高、诊断操作简单、诊断费用低的辅助检查方案尤为关键。

　　肝脏为机体重要代谢器官。发生机体代谢紊乱后，肝脏细胞生理负荷加重，易并发肝脏损伤。在对碘元素影响中，肝脏负责TH代谢过程，维持胆红素代谢过程；肝脏产生T3、T4并将其释放进入血液后，可与甲状腺结合球蛋白等蛋白结合发挥生物效应。提示肝脏功能与甲状腺功能存在相关性。有研究结果显示，患者组的ALT、AST、ALP、TBIL水平及阳性率均大于对照组，提示与健康对照组相比，患有甲亢后，患者肝脏细胞功能损伤程度增加，考虑原因为，甲状腺功能亢进发生发展过程中，机体处于高代谢状态，患者基础代谢率增加，全身各器官组织耗氧量增加，在对肝脏影响中，肝小叶缺氧后会出现小叶中央坏死；而在高代谢状态下，脂肪分解代谢、肝糖原分解代谢均明显增加，但其合成过程无明显变化，会引发肝脏细胞营养不良，出现肝脏细胞损伤。在此基础上，甲状腺相关激素水平上升，会干扰肝脏细胞线粒体功能，出现线粒体跨膜电位紊乱、细胞功能不足，促进细胞合成并释放凋亡蛋白，促进肝脏细胞凋亡。T_3、T_4水平升高，会重组细胞骨架，改变细胞之间黏附作用，使组织结构及功能改变，加速细胞凋亡及组织纤维化进展。而在甲状腺功能亢进影响下，其在肝脏表面高代谢需求无法通过肝脏细胞代偿性满足，会诱发氧化应激反应，加速肝脏细胞氧化应激性损伤，诱导肝脏细胞发生自噬反应，促进局部炎症反应生成，引发肝细胞基质肿胀、细胞膜损伤等变化，激活肝周免疫反应，释放大量细胞炎症因子参加免疫反应，促进肝脏细胞炎性浸润，进而会诱发肝脏细胞损伤。

病例 ❷ 1型糖尿病并发酮症酸中毒

一、病例简介

患者，男，13岁，学生，2022年8月26日入院。

主诉：多尿、多饮、口干伴恶心、呕吐、头晕3d。

现病史：3d前无诱因出现多尿、口干、多饮，食欲差，全身乏力，饮水量约3500mL，尿量与饮水量相当，体重无明显改变，无怕热、汗多、易怒、咳嗽、咳痰、盗汗，昨日开始出现上述症状加重，出现恶心、呕吐，呕吐胃内容物，伴头晕，无呕血，无腹痛、腹泻、发烧，为进一步诊治，来医院门诊就诊，随机指尖血糖31.0mmol/L，建议于内分泌科就诊，内分泌科以"糖尿病酮症酸中毒"收住院。病后精神欠佳，食欲差，夜休欠佳，大便正常，小便同前所述。

既往史：有贫血病史，无其他慢性病史，无"肝炎、结核"等传染病史，无手术、外伤史，无药物过敏史，无食物过敏史，无输血史，按计划免疫接种。

个人史：无疫区、疫水接触史，无放射线及毒物接触史，预防接种史不详。

家族史：父母健在，家族中无类似患者。否认遗传病史。

检查：体温36.4℃，脉搏110次/分，呼吸20次/分，血压109/82mmHg，BMI 14.2kg/m²。神志清楚，精神欠佳，皮肤黏膜干燥无黄染，浅表淋巴结未触及，头颅五官端正，咽部无充血，口唇无发绀。颈软无抵抗。双肺呼吸音稍粗，未闻及干湿性啰音，心界不大，心率110次/分，律齐，未闻及杂音。腹部无压痛、反跳痛，肝脾肋下未触及，肝区无压叩痛，左侧腰背部有轻度压、叩痛，移动性浊音阴性，肠鸣音正常。生理反射存在，病理反射未引出。触压觉（−），震动觉（+），温度觉（+），踝反射（−）。随机血糖31.0mmol/L。血酮3.0mmol/L。尿常规：酮体+3，葡萄糖+4。血气分析：pH7.37，HCO3−14.5mmol/L。血常规：红细胞计数

$6.41×10^{12}$/L，红细胞平均体积71.1fL，平均血红蛋白量24.0pg，红细胞分布宽度CV 17.9%，嗜酸性粒细胞% 0.2%，嗜酸性粒细胞$0.01×10^{9}$/L。Hba1c 13.4%。生化全项+心肌酶：谷草/谷丙0.83，碱性磷酸酶680IU/L，总蛋白90.00g/L，总胆红素23.70μmol/L，直接胆红素8.80μmol/L，尿素10.31mmol/L，肌酐110.00μmol/L，尿酸469.00μmol/L，二氧化碳结合率16.10mmol/L，肌酸酶同工酶27IU/L，总胆固醇2.68mmol/L，甘油三酯2.56mmol/L，高密度脂蛋白0.68mmol/L，葡萄糖29.21mmol/L，钙2.67mmol/L，磷1.81mmol/L，钠130.60mmol/L，氯93.00mmol/L，腺苷脱氨酶59IU/L。病毒抗体：GAD抗体174.45IU/mL。超声：肝胆胰脾双肾膀胱未见明确异常，腹部大血管彩色血流多普勒未见异常。

诊断　1型糖尿病并发酮症酸中毒。

二、诊疗经过

入院后给予胰岛素静脉输液泵调整血糖，迅速建立静脉通道，给予生理盐水补液，第一小时输入1000~2000mL，根据患者血压、心率、尿量等情况调整补液速度和总量，维持水电解质平衡，纠正酮症，复查尿常规酮体阴性，血酮0.0mmol/L，酮症纠正予以赖脯胰岛素+甘精胰岛素注射液调整血糖，监测血糖，根据血糖调整胰岛素用量。

三、知识拓展

1型糖尿病多见于儿童、青少年，但各年龄段均可发病，三多一少症状（多尿、多饮、多食、体重减少）明显，多以糖尿病酮症酸中毒发病，是因胰岛B细胞被破坏，胰岛素绝对缺乏从而血糖升高，依赖胰岛素治疗，1型糖尿病可分为自身免疫性1型糖尿病、特发性1型糖尿病。

1型糖尿病的病因：主要是在遗传易感性的基础上，外界环境因素（如病毒感染）引发机体自身免疫功能紊乱，导致胰岛 β 细胞的损伤和破坏，胰岛素分泌绝对不足。当胰岛素严重缺乏时，机体无法有效利用葡萄糖，导致脂肪分解加速，产生大量酮体，进而引发酮症酸中毒。常见的诱因包括感染、胰岛素治疗中断或不适当减量、应激事件（如手术、外伤、心衰等）以及饮食不当。

1型糖尿病伴酮症酸中毒的症状可以分为两部分：一部分是1型糖尿病本身的典型症状，另一部分是酮症酸中毒的特有症状。

1型糖尿病的典型症状包括：①多尿、多饮、多食和体重减少。②疲乏无力、遗尿、食欲降低。

酮症酸中毒的特有症状包括：①恶心、呕吐。②呼吸深快，呼气中有烂苹果味。③脱水症状，如皮肤干燥、眼球下陷等。④意识障碍，严重者可出现昏迷。

四、讨论分析

1型糖尿病是一种以胰岛素绝对缺乏为特征的慢性疾病。酮症酸中毒（DKA）是1型糖尿病最常见的急性并发症之一，若不及时治疗，可能危及生命。本病例患者多尿、口干、多饮、食欲差3d；恶心、呕吐，呕吐胃内容物1d，伴头晕；尿常规：酮体+3，葡萄糖+4，葡萄糖29.21mmol/L；糖尿病抗体：GAD抗体阳性；血气分析：pH 7.37，HCO_3^- 14.5mmol/L。1型糖尿病酮症酸中毒诊断明确。患者教育和自我管理对于预防酮症酸中毒的发生至关重要。在临床实践中，医生应密切关注患者的血糖控制情况，及时调整治疗方案，以防止并发症的发生。

病例 ❸ 嗜铬细胞瘤并发2型糖尿病

一、病例简介

患者，男，36岁，销售，2021年1月13日入院。

主诉：口干、多饮、多食、多尿并消瘦2月余。

现病史：患者2月来无明显诱因出现口干、多饮、多食、多尿，并消瘦，体重下降10kg，伴视物模糊，无伴四肢麻木，无伴排泡沫尿，无伴间歇性跛行，无伴皮肤蚁爬感及皮肤瘙痒，伴轻微头晕，无头痛，无心悸、手抖，无胸闷、气促，无畏寒、发热，无咳嗽、咳痰等其余不适。遂就诊，查血糖明显升高，考虑为"2型糖尿病"，遂收入院进一步诊治，患者目前精神尚可，体力正常，食欲正常，睡眠一般，体重明显减少，大便正常，多尿。

既往史：既往体健。

个人史：生长于原籍，生活习惯良好，否认外地久居史，否认疫区、疫情、疫水接触史，否认牧区、矿山、高氟区、低碘区居住史，否认化学性物质、粉尘、放射性物质、有毒物质接触史，否认吸毒史，否认吸烟史、饮酒史，否认药物成瘾史，否认冶游史。

家族史：家族中无类似患者。否认遗传病史。

检查：体温36.7℃；脉搏65次/分；呼吸20次/分；血压137/78mmHg。查体合作，正常步态，发育正常，营养良好，无黑棘皮征，全身皮肤黏膜正常，未见明显水肿，未见皮疹及皮下出血点，全身浅表淋巴结无肿大及压痛，甲状腺正常，未见颈静脉怒张，双肺呼吸音清，未闻及干湿性啰音，心率65次/分，心律规则，律齐，心音正常，各瓣膜听诊区未闻及杂音，腹软，无压痛及反跳痛，全腹未触及包块，四肢肌力、肌张力正常，双下肢无浮肿，双侧足背动脉搏动良好。空腹血糖：18.48mmol/L，餐后2h血糖：29.1mmol/L，糖化血红蛋白：13%，尿微量白蛋白排泄率正常，空腹C肽：3.21ng/mL，空腹胰岛素：11.10mU/L，餐后2h C肽：2.52ng/mL，餐后2h胰岛素：6.88mU/L。2021年1月13日肝胆胰脾+双肾输尿管膀胱+前列腺彩超检查提示：脂肪肝；双肾、双侧输尿管及膀胱超声检查未见明显异常。前列腺超声检查未见明显异常。甲状腺超声检查未见明显异常。心脏彩色超声检查提示：双侧颈动脉超声检查未见明显异常，双侧椎动脉超声检查未见明显异常，左房增大。双能骨密度检测（腰椎正位）检查提示：骨矿密度测量值在同性别、同年龄健康人组正常水平。2021年1月14日胸部低剂量CT平扫+三维筛查检查提示：考虑双肺下叶炎性小结节。轻度脂肪肝。左侧肾上腺区占位性病变。2021年1月16日血清促肾上腺皮质激素测定（化学发光法）：促肾上腺皮质激素52.80pg/mL。血浆皮质醇（COR）测定（化学发光法）（血清）：皮质醇24.92μg/dL。生殖内分泌激素六项（血清）：雌二醇28.43ng/L；促卵泡激素3.95IU/L；促黄体激素2.44IU/L；催乳素7.21μg/L；睾酮3.91μg/L；孕酮0.78μg/L。血浆甲氧基肾上腺类似物（三项）：甲氧基去甲肾上腺素6.19nmol/L。2021年1月18日下腹部（双肾、肾上腺）CT平扫+增强+三维检查提示：左肾上腺体部及内侧肢占位，考虑嗜铬细胞瘤。双肾SCT扫描未见异常。钠：136.1mmol/L；氯化物：97.7mmol/L；肌酐：55μmol/L；葡萄糖：18.44mmol/L；血清渗透压：308mOsm/kg H_2O；胰岛素自身抗体（-）；胰岛细胞自身抗体（-）；谷氨酸脱羧酶自身抗体（-）；ABO血型"A"；Rh血型（+）。高血压六项（血浆）：血管紧张素Ⅰ测定5.31ng/mL；血管紧张素Ⅱ测定62.30pg/mL；血浆肾素活性测定3.71ng/mL；醛固酮/肾素活性4.40；醛固酮16.34ng/dL。

> **诊断** 嗜铬细胞瘤并发2型糖尿病。

二、诊疗经过

患者平素无高血压史，检查发现肾上腺意外瘤后行下腹部增强CT提示：左肾上腺体部及内侧肢占位，考虑嗜铬细胞瘤。外送查甲氧基肾上腺素类物质：甲氧基去甲肾上腺素6.19nmol/L。

目前考虑诊断：左侧肾上腺肿瘤考虑为嗜铬细胞瘤可能性大。请泌尿外科会诊考虑有手术指征，向患者及其家属交代病情，患者要求出院回当地医院手术治疗。后电话追踪患者病情，在当地医院泌尿外科全麻下行肾上腺瘤切除术，术后患者一般状态良好，心率、血压、血糖均稳定。

术后病理回报：左侧肾上腺嗜铬细胞瘤，有坏死，局部呈弥漫性生长，并见有融合成片的大细胞巢，局部细胞有轻度异型性。

三、知识拓展

本例患者以糖尿病为首发症状就诊，因入院后行胸部CT平扫意外发现肾上腺占位，既往无高血压史，平素及入院后无血压升高，无心悸、头晕、头痛，无大汗淋漓、面色苍白等典型临床表现，因此临床上有可能漏诊，有些患者会有典型的嗜铬细胞瘤三联征，有些可能以糖尿病为首发症状起病，临床上需警惕。

四、讨论分析

对该例的治疗体会：①嗜铬细胞瘤释放的儿茶酚胺将加重2型糖尿病的胰岛素抵抗，使控制血糖所需的胰岛素量比单纯糖尿病患者大，且由于儿茶酚胺的不定时释放，致血糖波动大，易发生低血糖，故对此类患者更需密切监测血糖；②由于血糖波动大，采取三餐前短效联合睡前中效胰岛素注射的方案优于早、晚餐前两次预混胰岛素注射，这样可避免反复发生低血糖导致的不良后果，也可节省术前准备时间及医疗费用。

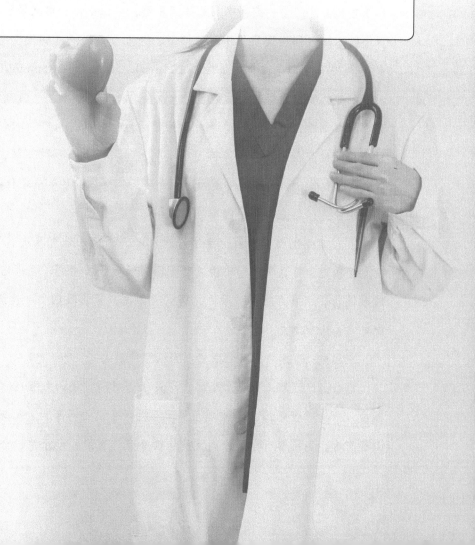

第六章

肾内科病例精选

病例 ❶ 肾病综合征

一、病例简介

患者，女，44岁，教师，2023年5月26日入院。

主诉：食欲缺乏5个月，颜面部、双下肢水肿伴乏力半月。

现病史：患者5个月前无明显诱因出现食欲缺乏，伴乏力，偶有恶心呕吐，无头晕、头痛，无尿频尿急，尿量无异常，于医院行钡餐检查，结果显示：食管炎，胃下垂（轻度），胃炎，十二指肠淤积，后于医院行中药治疗，效果欠佳。1月前就诊于当地医院门诊，期间有头晕头痛不适，伴血压低、血糖低，后逐渐出现颜面、双下肢水肿，同时发现尿中泡沫增多，久置不散，偶有胸闷、憋气，查生化提示白蛋白29.7g/L，尿微量白蛋白228.71mg/L，尿肌酐14.85mmol/L，给予对症支持治疗后症状较前稍好转。后症状时有反复，水肿症状加重，伴尿量减少，遂就诊，完善相关辅助检查，急诊给予补钠治疗后以"肾病综合征"收住院，患者自发病以来，无皮疹及脱发，无口腔溃疡及光过敏，无骨痛及关节痛，神志清，精神一般，食欲欠佳，睡眠差，小便如上，大便正常，体重半年减轻15kg。

既往史：既往体健。

个人史：生长于原籍，生活习惯良好，否认外地久居史，否认疫区、疫情、疫水接触史，否认牧区、矿山、高氟区、低碘区居住史，否认化学性物质、粉尘、放射性物质、有毒物质接触史，否认吸毒史，否认吸烟史、饮酒史，否认药物成瘾史，否认冶游史。

家族史：家族中无类似患者。否认遗传病史。

检查：体温36.6℃；脉搏74次/分；呼吸17次/分；血压126/78mmHg。睑结膜苍白，听诊呼吸音清，双肺未闻及干湿性啰音。心界不大，心率74次/分，律齐，心音有力，各瓣膜听诊区未闻及病理性杂音。腹部外形正常，全腹柔软，无压痛，无反跳痛，移动性浊音阴性。双下肢重度可凹陷性水肿。白蛋白：29.7g/L，球蛋白：44.0g/L，白球比例：0.68，甘油三酯：1.73mmol/L，β2-微球蛋白：5.77mg/L。心脏彩超：心内结构未见明显异常。心脏冠状动脉CTA：冠状动脉CAD-RADS：0；少量心包积液。尿微量白蛋白：228.71mg/L，尿肌酐：14.85mmol/L。白细胞：11.95×109/L；尿常规：尿胆原（+-）：3.3μmol/L，尿酮体（+）：1.5mmol/L，尿蛋白（++）：1.0g/L；氯84mmol/L，二氧化碳：11.1mmol/L，钙：1.72mmol/L，谷氨酰转肽酶：54IU/L，白蛋白：20.7g/L，白蛋白/球蛋白：0.6，尿素：12.7mmol/L，肌酐：76μmol/L，β2-微球蛋白：5.24mg/L。电解质Ⅰ+Ⅱ：氯90mmol/L，二氧化碳：15.8mmol/L，钙：1.72mmol/L，钠：117mmol/L；双侧髂总、髂内、髂外、股总、股浅、腘、胫后静脉彩超（床旁）：未见明显血栓。心脏彩超（床旁）：心包积液（少量）。胸部（肺）CT平扫：双侧胸腔积液并双肺膨胀不全，心包积液，胸壁水肿，腹腔积液。肝、胆、胰、脾、肾彩超：肝内高回声，血管瘤？双肾实质回声略增强，右肾囊肿，腹腔积液。

诊断 ①肾病综合征。②低钠血症。③剖宫产术后。

二、诊疗经过

肾内科予以纠正电解质紊乱、利尿、补充白蛋白、降脂、激素等治疗，患者血钠、氯正常，仍有下肢水肿、低蛋白血症，出现腹部皮肤及面部红斑，经风湿免疫科会诊考虑系统性红斑狼疮。

2023年5月27日给予贝利尤单抗600mg。

2023年5月27日、29日、31日分别给予环磷酰胺200mg。

2023年5月31日给予甲泼尼龙、百令胶囊、低分子肝素抗凝，呋塞米联合螺内酯利尿，给予补充白蛋白、营养（肠内+肠外）、抗凝、保肾、补钙、补钾等对症支持治疗。

2023年6月5日病情明显好转，周身水肿消退，血管炎皮疹明显减轻，饮食改善。

三、知识拓展

肾病综合征（Nephrotic Syndrome，NS）是一种由多种不同病因和病理改变的肾小球疾病构成的临床综合征，一般表现为大量蛋白尿、高度水肿、高脂血症和低蛋白血症。疾病类型主要包括原发性肾病综合征和继发性肾病综合征。多种因素都可能导致此疾病，包括遗传、免疫系统问题、感染、药物以及环境因素。在我国，肾病综合征的发病率占肾活检病例的20.36%。

肾病综合征的典型症状包括大量蛋白尿、高度水肿、高脂血症和低蛋白血症以及其他代谢紊乱和伴随症状。患者常常出现血压变化，高血压是常见的伴随症状之一，部分儿童患者中，血压可能会偏低。

治疗肾病综合征的方式主要包括药物治疗和生活方式调整。糖皮质激素和细胞毒性药物是主要的治疗药物，降血压药物和降血脂药物同样可用于治疗。患者在患病期间应注意休息，避免到公共场所，以预防感染，饮食上要注意摄入适量的优质蛋白、足够的热量。肾病综合征的预后受多种因素影响，包括病理类型、临床表现、激素治疗效果和并发症等。总的来说，经过积极和正规治疗的患者预后良好。然而，疾病容易复发，患者需要进行定期复查。目前，足细胞损伤的靶向治疗是一种新型的治疗方法，作为激素抵抗性肾病综合征的首选。

四、讨论分析

原发性肾病综合征在临床具有极高的发生率，对患者身体健康造成极大的威胁，所以需要对病症的治疗加以重视，认真筛选更适合患者的治疗方式，从而促使患者快速恢复健康。在以往的临床治疗中，主要采取常规治疗方案，主要有利尿、抗凝、激素等手段，通过上述治疗措施可以缓解患者症状，在此基础上引入中医内科疗法，加入中药辅助及调理，临床效果显著，不仅能够消除患者水肿，而且还能调节肾功能，因而是相对有效的临床治疗方案。

病例 ❷ 尿毒症

一、病例简介

患者，男，53岁，农民，2021年5月21日入院。

主诉：反复双下肢浮肿1月余，咳嗽1周。

现病史：患者于1月前因双下肢浮肿就诊于肾内科，给予实验室检查示肌酐（肌氨、酸氧化酶法）560μmol/L，血红蛋白90g/L，诊断为"尿毒症，肾性贫血"，给予保肾、改善肾循环等口服药物治疗，同时给予血液透析治疗，并于2019年12月17日行动静脉瘘成形术，手术成功。患者于半月前无明显诱因再次出现双下肢浮肿，伴双眼睑浮肿，小便量偏少，量约为300mL/d，诊断为"尿毒症"，于住院治疗，给予输白蛋白纠正低蛋白血症、保肾、纠正贫血及电解质紊乱、血液透析等治疗后好转出院。一周前患者无明显诱因出现咳嗽，阵发性咳，无痰，咳嗽时有胸闷，2d前出现发热，体温38.5℃，腹泻，给予口服退烧药后下降，现无发热，无头痛、头晕，无心慌、气短，无恶、呕吐，无腹痛、腹泻，院外未治疗。为进一步观察和治疗，就诊于医院，以"尿毒症、肺炎？"收入病房。自此次发病以来，患者神志清，精神一般，饮食欠佳，睡眠可，夜间可平卧，小便量约1000mL/d，大便今天未排，体重无明显下降。

既往史：既往高血压病史7年余，口服硝苯地平缓释片，血压控制在180/90mmHg，大脑炎40年余，否认糖尿病、冠心病病史，否认肝炎、结核等传染病病史；于2019年12月17日行左上臂动静脉内瘘成形术；无重大外伤史，否认输血史；否认食物、药物过敏史；预防接种史随当地进行。

个人史：生于本地，无外地长期居住史。无毒物接触史，不吸烟，偶有饮酒，否认冶游史。已婚，育有2子1女，配偶及子女体健。预防接种史不详。

家族史：否认遗传性疾病及传染性疾病史。

检查：体温36.6℃；脉搏86次／分；呼吸20次／分；血压181/118mmHg。VTE风险评估：低危。发育正常，营养一般，神志清，精神一般，呼吸平稳，面色晦暗，自主体位，检查能合作。全身皮肤黏膜弹性可，未见黄染、皮疹及出血点。颌下、颈部、腋窝等浅表淋巴结未触及肿大。头颅五官无畸形。颜面部轻度浮肿，双眼睑轻度浮肿，巩膜无黄染，两侧瞳孔直径约3mm大小，等大等圆，对光反射灵敏。耳鼻道无异常分泌物。口唇苍白，牙龈无出血，颊黏膜无溃疡，咽部无充血，双侧扁桃体无肿大。颈软，无抵抗，无颈静脉怒张，气管居中，双侧甲状腺未触及肿大。胸廓对称，左下肺呼吸音降低，双肺呼吸音略粗，双肺未闻及干湿性啰音，未听及胸膜摩擦音。心前区未见隆起，心尖搏动正常范围，心率86次／分，心律齐，心音有力，各瓣膜听诊区未闻及病理性杂音，未听及心包摩擦音。腹部平坦，全腹未见肠型及蠕动波，腹软，全腹部无压痛、反跳痛，肝脾肋缘下未触及，肝肾区无叩击痛，腹部叩鼓音，无移动性浊音。肛门、外生殖器未查。脊柱、四肢关节无畸形，活动自如。左手腕部可见一内瘘手术疤痕，局部可闻及吹风样杂音，双下肢呈中度凹陷性水肿。足背动脉搏动减弱。腹壁反射正常，巴宾斯基征正常。红细胞数：3.51×10^{12}/L，血红蛋白：110g/L，血小板：83×10^9/L；白蛋白：31.9g/L，肌酐：649μmol/L。

> 诊断　①尿毒症。②慢性肾脏病性贫血。③电解质紊乱。④代谢性酸中毒。⑤肺炎。⑥高血压病3级（极高危）。

二、诊疗经过

控制高血压：可延缓病情的恶化速度，常用药物如利尿剂、钙离子拮抗剂、β-受体阻断剂、α-受体阻断剂、ACEI、ARB等，用于治疗引起肾损伤的原发病。口服钙剂和维生素口服治疗继发性甲状旁腺功能亢进及肾性骨病。肾性贫血在铁剂补充时同时应用促红细胞生成素改善贫血。

三、知识拓展

指人体不能通过肾脏产生的尿液将体内代谢产生的废物和过多的水分排出体外而引起的毒害。现代医学认为，尿毒症是肾功能丧失后机体内部生化过程紊乱而产生的一系列复杂的综合征，而不是一种独立的疾病，一般称其为肾衰竭综合征。

据不完全统计，我国慢性肾脏病患者已超过1亿人，其中尿毒症患者约100万人，且每年新发患者数以10%左右的速度递增。目前，我国正处在人口老龄化阶段，高血压、糖尿病发病情况也处在高峰期，由此可估算，我国尿毒症高危人群可达1500万。

作为慢性肾衰竭的最终阶段，尿毒症的主要治疗措施是进行透析和肾移植来延长患者的生命。随着科普宣传和人群文化素质的提高，人们对尿毒症的认知率已明显上升，患者的求生欲望和提高生活质量的要求也会使接受替代治疗的患者数量大幅度增加。

在我国慢性肾衰竭每年的死亡率为万分之一左右，而且发病率、患病率逐年明显上升。更为严重的是，每10人中就有1人患有慢性肾病，如不积极防治极有可能发展为尿毒症。加上从目前尿毒症的治疗方法及水平来看，任何治疗手段都有其局限性和不良反应，都达不到健康肾脏的水平。

四、讨论分析

患尿毒症的原因主要包括遗传性肾脏病、继发性肾脏病及原发性肾脏病。而急性加重及渐进性发展是导致尿毒症患者发病的两个常见诱发因素，其中急性加重的因素主要包括心力衰竭、肝衰竭、高钙血症、严重感染、泌尿道梗阻、肾毒性药物、严重高血压控制不良、肾脏局部供血急剧降低、有效血容量不足及肾脏疾病加重或复发等，渐进性发展的因素主要包括尿毒症毒素蓄积、营养不良、高龄、高脂血症、贫血、吸氧、低蛋白血症、蛋白尿、高血压及高血糖等，尿毒症患者患病后极易发生电解质紊乱，如高磷血症、低钙血症、高钾血症及酸中毒等，因此对于尿毒症患者来说，一经确诊需立即接受诊治。目前临床常用的治疗方式主要为血液透析治疗，属肾脏替代治疗方法，可有效改善患者的临床症状，从而提升生活质量，但治疗时发现，不同的诱导透析模式对改善患者心理状态及电解质水平的效果不同，临床常用模式主要包括传统透析及每天透析两种方式。其中传统透析是指每周进行3次透析治疗，但临床实践表明，该方法并不符合患者的生理特点，会导致生化参数与血容量波动较大，因此导致效果不佳，特别是在改善患者心理状态及电解质水平方面，效果十分有限。而每天透析则是指每周的透析次数在5～7次，这种方式可有效降低患者体内毒素水平的波动，对控制患者血压水平效果较好，同时在改善患者贫血及生活质量方面效果显著。

病例 ❸ 慢性肾脏病

一、病例简介

患者，男，55岁，农民，2024年3月2日入院。

主诉：咳嗽咳痰半月，加重2d。

现病史：入院前半月，患者因受凉出现咳嗽、咳痰不适，痰液呈白色黏痰，无胸闷、胸痛，无心悸，感夜间阵发性加重，无端坐呼吸，无恶心、呕吐，无视物旋转、视乳头水肿，无抽搐、双眼凝视，无四肢乏力、双足踩棉花感等不适，患者未行特殊治疗。入院前2d，患者感上述症状加重，伴活动后喘累不适，体位改变症状加重，伴夜间阵发性呼吸困难，伴食欲减退，无恶心、呕吐等不适，今为进一步诊治，门诊以"肺部感染"收入院治疗。发病以来患者精神、食欲及睡眠欠佳，大小便正常，体重无明显变化。

既往史：平素身体健康状况一般。有高血压、无冠心病、无糖尿病基础疾病史。无痢疾、无疟疾、无病毒性肝炎、无结核等传染病史，无肝炎、无结核传染病接触史。有手术史，既往有"痛风石祛除"手术史，于2023年6月16日行肾透析的动静脉造瘘术史，无外伤史。无输血史。无药物过敏史，无食物过敏史。预防接种史：不详。余系统回顾无特殊。

个人史：生长于原籍，生活习惯良好，否认外地久居史，否认疫区、疫情、疫水接触史，否认牧区、矿山、高氟区、低碘区居住史，否认化学性物质、粉尘、放射性物质、有毒物质接触史，否认吸毒史，否认吸烟史、饮酒史，否认药物成瘾史，否认冶游史。

家族史：家族中无类似患者。否认遗传病史。

检查：体温36.5℃；脉搏82次/分；呼吸20次/分；血压132/58mmHg。发育正常，营养中等，步入病房，神志清楚，面色正常，表情自然，急性病容，自主体位，查体合作。皮肤黏膜色泽正常，无黄染，无出血点，无水肿、无皮疹、无瘀点、无紫癜、无皮下结节、无肿块、无蜘蛛痣、无肝掌、无溃疡，毛发生长正常，分布均匀。腹部平坦，无胃肠蠕动波，无皮疹、无色素沉着、无瘢痕、无腹壁静脉曲张。腹软，全腹无压痛、无反跳痛、无肌紧张，腹部未触及肿块，肝肋下未触及，脾肋下未触及，胆囊区无压痛，Murphy征阴性。腹部叩诊呈鼓音，肝区无叩击痛，双肾区无叩痛，双输尿管移行区无压痛，膀胱区无压痛。无移动性浊音，无振水音，肠鸣音正常，4次/分，无高调及气过水声，未闻及血管杂音。入院后床旁心电图示：窦性心动过速，心律不齐，T波改变（低平）。

> 诊断 ①慢性肾脏病5期。②急性心力衰竭。③痛风性肾病。④肾性贫血。⑤肾性骨病。⑥继发性甲状旁腺功能亢进。⑦社区获得性肺炎（非重症）。⑧高血压病3级（高危）。⑨睡眠障碍。

二、诊疗经过

给予临床路径管理、内科护理、疾病健康教育、Ⅱ级护理、低盐低脂饮食、测血压、氧气吸入、防跌倒、预防静脉血栓栓塞等。

入院后积极完善三大常规、完善肝功，评估有无肝功能异常并指导用药。患者慢性肾脏病5期，完善肾功、电解质评估；患者需透析，完善粪便隐血试验，评估出血风险；患者为中年男性，长期静坐，完善凝血象、D-二聚体检查，评估血栓形成风险；考虑急性心力衰竭，完善心肌酶谱+BNP明确情况；患者有咳嗽、咳痰不适，完善痰培养检测，明确药敏情况，完善CRP、降钙素原测定，评估炎症情况；完善胸部CT，明确肺部病变情况。

患者考虑心衰，暂予以呋塞米利尿，待相关结果回示做进一步诊疗。患者符合临床路径管理要求，故进入临床路径管理。

三、知识拓展

慢性肾脏病（CKD）是一种持续3个月以上的肾脏结构或功能异常疾病，全球患病率为11%～13%。随着人口老龄化，CKD在全球死亡原因中的排名逐步上升。微量元素在人体生长发育中至关重要，CKD患者可能出现单一或多种微量元素缺乏的症状。某些治疗方式（如血液透析）可能进一步加重微量元素缺乏，影响患者的病情和预后。

锌是人体必需的微量元素，参与多种生物活动。其摄取量受年龄、性别等因素影响，成年男性和女性的建议摄取量约为11.8mg/d。锌可稳定细胞膜结构，抑制氧化反应，降低自由基水平，同时还能够调节血管内皮因子水平，影响新生血管的生成和生长。在CKD患者中，常伴随锌的丢失和缺乏，可能加剧全身的健康问题。了解锌在CKD发病机制中的角色及其影响对临床和科研具有重要价值。

（一）CKD中锌缺乏的机制

1. 肾脏滤过功能（kidney filtration function）下降导致的锌流失

锌缺乏症是常见的微量元素缺乏症之一。与健康人群相比较，CKD患者的血浆锌水平明显更低，而尿锌排泄量增高。当前CKD患者锌丢失的具体机制还不明确。CKD患者肾功能受损，出现蛋白尿等问题都会导致锌流失增多。研究显示CKD患者锌水平降低主要受两方面因素的影响，一方面是CKD患者肾脏功能水平降低导致大量蛋白尿漏出，锌易与白蛋白相结合，因此CKD患者尿液中的白蛋白、锌等物质水平相对较高；另一方面是CKD患者普遍存在肾小管损伤，导致对锌的重吸收受到了抑制，致使尿液中锌的排泄量显著增加。

2. 肠道吸收的减少

肠道吸收的减少在CKD患者中成为导致锌缺乏的一个重要环节。CKD患者常伴随代谢性酸中毒，这一病理状态会对肠道的吸收产生负面影响，从而干扰肠道对锌等微量元素的正常吸收和利用。此外，炎症和肠道黏膜的损伤也是CKD患者肠道吸收减少的主要原因之一。炎症反应导致肠黏膜的炎症状态，致使肠黏膜受损，进而破坏了肠道对微量元素的吸收，进一步加重了微量元素的不平衡状态。同时，CKD患者受病情影响需要进行低蛋白饮食，并会因尿毒症而出现厌食等问题，最终导致从食物中正常摄入的锌不足。透析过程中磷酸盐结合剂的使用可对锌进行吸附，抑制胃肠道对锌的吸收，可能导致患者锌缺乏的高患病率。

（二）锌缺乏加重肾损害的可能机制

锌缺乏可能导致CKD患者肾脏功能受损加重。这一现象与锌在肾脏中的多种生物学功能密切相关。锌作为抗氧化剂，可通过激活金属应答转录因子1，上调相关反应的酶和蛋白，来参与抗氧化防御。相关研究表明，锌作为超氧化物歧化酶（SOD）、谷胱甘肽过氧化物酶（GPX）等抗氧化酶的辅助因子，在肾脏中发挥着关键的保护作用。锌缺乏可能导致这些抗氧化酶的功能受损，使得肾脏细胞更容易受到氧化应激的侵害，从而加速肾脏组织的损伤，加重肾功能的下降。氧化应激引发的细胞损伤会激活一系列细胞凋亡信号通路，如线粒体途径和线粒体外途径，导致肾脏细胞凋亡增加。这会进一步损害肾脏组织结构和功能。氧化应激还能激活炎症途径，引发炎症细胞的浸润和促炎因子的释放。炎症反应的持续存在会加重肾脏损伤，并影响肾功能的恢复。同时，锌缺乏还可能影响患者肾小管上皮细胞的正常功能，降低肾—氧化氮系统活性，增加肾脏氧化应激损伤，进一步加剧了CKD的发展。

锌在肾单位中也发挥着重要的调节作用。锌缺乏对肾皮质细胞的影响也是一个重要方面。研究表明，肾脏中锌水平的降低可能导致肾小球肥大，肾皮质细胞凋亡水平升高，从而引发患者肾小球滤过率的降低。这一现象进一步强调了锌是维持正常肾功能不可或缺的角色。锌缺乏时成纤维细胞激活，肾小管间质纤维化，肾上皮细胞HIF-1信号的激活与CKD的发生有关。相关研究发现，锌缺乏可能通过TGF-β/Smad2/3通路激活肾间质成纤维细胞，调节成纤维细胞表达的纤维化相关因子，增强肾间质纤维化相关的白蛋白尿和细胞外基质（ECM）积累，这一过程加速了肾小管间质纤维化的速度，进而导致CKD患者的病情进展加快，肾功能水平进一步下降。

（三）缺锌与CKD并发症

1. 贫血、心血管疾病

肾性贫血是CKD患者的常见并发症。目前针对肾性贫血的主要治疗选择是应用促红细胞生成剂（ESA）和补铁治疗。有研究表明，锌缺乏也可能导致ESA反应迟钝，尤其是在血液透析患者中。Fukushima等表明，锌水平低于参考值（＜80mg/dL）的HD患者其血清锌水平与贫血参数呈正相关，并且补充锌可以改善患者贫血并减少ESA剂量。锌在铁的吸收和利用中发挥关键作用，锌缺乏可能干扰铁的正常吸收和利用，这对于红细胞的形成至关重要。因此，缺锌可能导致贫血的发生率增加，特别是在缺乏足够铁的情况下。

锌在心血管健康中扮演多种角色，包括参与血管舒张、抑制血小板聚集以及调节血脂代谢等。锌缺乏可能导致这些生理过程紊乱，增加动脉硬化、心脏病和中风等心血管疾病的风险。同时，锌摄入不足会提高脂蛋白浓度，增加VSMC的重塑。故在CKD患者锌缺乏时，可诱导VSMCs增殖，VSMCs加速增殖的同时从中膜向内膜迁移，导致动脉内膜与中膜厚度增加，增加动脉粥样硬化的风险。在锌效率低下的情况下，内皮细胞很容易因氧化LDL、长链脂肪酸或白细胞介素等炎性因子增加导致氧化应激加剧，诱导动脉粥样硬化斑块形成。锌是调节免疫系统功能的重要元素之一。锌缺乏可能导致免疫功能下降，从而增加感染和炎症的风险。持续的炎症反应是许多心血管疾病的促发因素之一，因此锌缺乏可能加剧心血管疾病的发生和发展。

2. 骨代谢异常

CKD矿物质和骨异常（CKD-MBD）是CKD常见的严重并发症之一。锌在骨生长和骨代谢过程中发挥着重要作用。锌可刺激runt相关转录因子2基因的表达，激活氨酰-tRNA合成酶和丝裂原活化蛋白激酶，对成骨细胞骨形成和矿化产生有益作用，同时抑制破骨细胞样细胞形成，刺激成熟破骨细胞凋亡，抑制破骨细胞骨吸收。锌的缺乏会导致成骨细胞的活力下降、胶原蛋白与硫酸软骨素的合成减少，以及碱性磷酸酶的浓度降低。还会通过影响2,5-二羟基维生素D_3或雌激素干扰骨代谢，从而导致骨形成减少，并导致脊柱骨巩固的风险。同时，锌可以通过上调锌敏感受体/G蛋白偶联受体依赖的肿瘤坏死因子α诱导蛋白3（TNFAIP 3）基因的表达，从而抑制NF-κB的激活，改善磷酸盐诱导的VSMC成骨/软骨转分化和血管钙化。锌缺乏可使主动脉VSMC层的细胞凋亡显著增加，这也是VSMC钙化的主要机制之一。

四、讨论分析

慢性肾脏病常采用血液透析进行替代治疗，但患者多因合并糖尿病贫血、营养不良等易感因素，造成透析期间感染，感染多见于终末期肾脏病，且处于血液透析期间的患者更易出现导管感染、腹膜炎、脓毒症等症状，加重患者感染病情。在感染早期，患者临床症状不明显，需借助客观的血清学指标进行准确诊断。因此，如何及时诊断和鉴别患者炎症状态和病情严重程度，对改善患者预后具有重要意义。

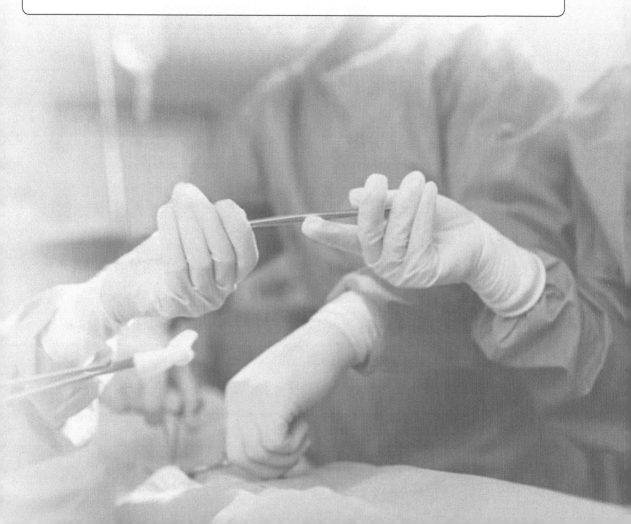

第七章

血液内科病例精选

病例 ① 弥漫大B细胞淋巴瘤

一、病例简介

患者，女，81岁，农民，2021年7月22日入院。

主诉：患者1个月前开始无明显诱因出现上腹部疼痛。

现病史：患者1个月前开始无明显诱因出现上腹部疼痛，剑突下明显，饮食后加重，呈节律性，伴有恶心呕吐，无腰背部放射痛，至当地医院就诊。查胃镜：胃溃疡胃多发性息肉。^{13}C呼气试验阳性。CT：两肺散在条索；主动脉及冠状动脉钙化；肝内多发低密度影；考虑胃窦部占位伴周围淋巴转移可能；左肾结节状致密影，考虑结石可能；双侧腹股沟小结。住院予对症治疗后较前缓解。后至病理科复查胃息肉切除活检病理：（胃窦）弥漫大B细胞淋巴瘤，生发中心后起源。现为求进一步治疗来医院就诊，门诊拟"胃淋巴瘤"收入院。病程中患者有盗汗、体重下降，无畏寒、发热，无咳嗽、咳痰，无胸闷、憋喘，无头晕、头痛，无视物旋转及耳鸣精神，饮食睡眠尚可，大小便正常。

既往史：否认高血压、冠心病及糖尿病史。否认有肝炎结核病史。否认有青霉素等药物过敏史。否认手术外伤史。无输血史。

个人史：生长于原籍，生活习惯良好，否认外地久居史，否认疫区、疫情、疫水接触史，否认牧区、矿山、高氟区、低碘区居住史，否认化学性物质、粉尘、放射性物质、有毒物质接触史，否认吸毒史，否认吸烟史、饮酒史，否认药物成瘾史，否认冶游史。

家族史：有3妹1弟，均健在，家族中无类似患者。否认遗传病史。

检查：体温：36.4℃；脉搏：78次/分；呼吸：20次/分；血压：125/68mmHg；

发育正常，营养中等。神志清，精神可。步入病房，自动体位，查体合作。全身皮肤黏膜无黄染，全身浅表淋巴结无肿大，头颅无畸形，眼睑无水肿，结膜无充血，巩膜无黄染，双侧瞳孔等大等圆，直径约3.0mm，对光反射灵敏。耳郭无畸形，外耳道无异常分泌物，鼻无畸形，各副鼻窦区无压痛。口唇无苍白，咽无充血，扁桃体无肿大。颈软，气管居中，甲状腺无肿大。胸廓对称无畸形，无蜘蛛痣，未触及胸膜摩擦感，叩诊清音，双肺呼吸音清，未闻及干湿性啰音。心前区无隆起，未触及震颤，叩诊心界无扩大。律齐，各瓣膜听诊区未闻及病理性杂音。腹平软，肝脾肋下未及，全腹无压痛及反跳痛，未触及明显包块。肝肾区无叩痛，移动性浊音阴性，肠鸣音正常。肛门直肠外生殖器无异常。脊柱生理弯曲存，无压痛叩痛。四肢无肿胀，关节无畸形，活动自如。神经系统生理征存在，病理征未引出。血常规+超敏CRP：血红蛋白：122g/L；血小板：365.0×10⁹/L；白细胞：8.11×10⁹/L，超敏C反应蛋白（HS-CRP）：36.43mg/L，肝肾糖脂心电：谷丙转氨酶（ALT）：6IU/L，甘胆酸（CG）检测：3.43μg/mL，前白蛋白（PA）：88.0mg/L，低密度脂蛋白（LDL-C）：3.61mmol/L，脂蛋白（a）：1828mg/L，乳酸脱氢酶（LDH）：280IU/L，磷酸肌酸激酶（CK）：28IU/L，免疫全项（8项）：C反应蛋白（CRP）：41.30mg/L，凝血功能：纤维蛋白原浓度（FBGC）：5.98g/L，纤维蛋白（原）降解产物（FDP）：7.20mg/L，D-二聚体：2.18mg/L；FEU，N端-前脑钠肽（NT-BNP）测定、肌钙蛋白、肝炎四对、艾滋梅毒：未见异常。心电图：窦性心律异常q波（Ⅱ，aVF）。心脏彩超：EF60%，主动脉瓣、二尖瓣退行性病变、二尖瓣轻度反流、左室舒张功能降低。彩超双侧颈部、双侧腋窝及双侧腹股沟区未探及明显肿大及异常形态淋巴结声像。动态心电图：平均心率59bpm，最慢心率48bpm，最快心率94bpm：①窦性心律。②偶发房性早搏89次，其中房早成对6次，短阵房性心动过速阵次。③偶发室性早搏，单发18次。④ST-T未见明显动态改变。⑤心率变异指数在正常范围。

诊断 弥漫大B细胞淋巴瘤。

二、诊疗经过

弥漫大B细胞淋巴瘤（diffuse large B-cell lymphoma，DLBCL）的治疗以系统性治疗为主。尽管初始治疗的患者一线应用R-CHOP（利妥昔单抗+环磷酰胺+阿霉素+长春新碱+泼尼松）方案可以达到较高完全缓解（CR），5年生存率达到50%～70%，也就是说有50%～70%的患者可以达到长期生存，即可被认为治愈，可以返回正常的工作和生活。但仍有部分患者之后发展为复发和难治性疾病，而一旦发展为复发难治性DLBCL，患者预后不佳。因此在首次发病确诊时接受规范一线标准治疗是获得治愈的最佳机会。

近年来，越来越多的免疫治疗如抗体药物偶连物（ADC）、双特异性抗体治疗和嵌合体抗原受体修饰T细胞（CAR-T）治疗等逐渐成为研究热点，以进一步提高DLBCL的治疗效果。相信越来越多患者将能获得治愈，重启精彩人生。对于弥漫大B淋巴瘤患者本身而言，保持积极乐观的心态、坚持规范化治疗，定期随访复查，注意饮食管理及适度运动也是获得康复的关键。

三、知识拓展

弥漫大B细胞淋巴瘤为弥漫性增生的大B细胞恶性肿瘤，是一组异质性的侵袭性淋巴瘤，是最常见的非霍奇金淋巴瘤类型。

该肿瘤可原发于淋巴结或结外任何部位，如纵隔、口咽、胃、肠道、皮肤、骨和脑等处；也可以是其他惰性淋巴瘤发展和转化而来。

弥漫大B细胞淋巴瘤的老年男性患者略多，平均年龄60岁，也可见于儿童和青年。常在短期内出现单个或多个淋巴结迅速长大，或结外部位出现迅速增大的肿块，病情进展迅速，可累及肝脾，但骨髓受累者少见。

四、讨论分析

弥漫大B细胞淋巴瘤是临床最常见的恶性淋巴瘤病理亚型，约占非霍奇金淋巴瘤的30%，在亚洲人群可高达40%以上。随着对于DLBCL的研究逐步深入，抗CD20单克隆抗体利妥昔单抗的加入极大地提高了疗效并改善了预后，但由于其异质性较强，仍有约40%的人成为难治或复发患者。

尽管多年来临床专家为提高DLBCL患者预后进行了众多尝试，例如BTK抑制剂、CD79b单抗、来那度胺、苯达莫司汀等的加入，但R-CHOP方案一直是治疗DLBCL的基石。

病例 ② 急性淋巴细胞白血病

一、病例简介

患者，女，76岁，农民，2022年12月1日入院。

主诉：患者2个月前无明显诱因下感心慌、乏力、下肢水肿。

现病史：患者2个月前无明显诱因下感心慌、乏力、下肢水肿，于医院心内科就诊，给予倍他洛克、拜阿司匹林等药物口服，症状无明显缓解，近1周心慌、乏力加重，为求进一步诊治，门诊拟"全血细胞减少"收住院。病程中患者无发热，无恶心呕吐，无胸闷憋喘，无咳嗽咳痰，无腹痛腹泻，精神饮食睡眠可，大小便正常。体重无减轻。

既往史：高血压病史5年，自服苯磺酸氨氯地平片药物降压治疗，否认冠心病及糖尿病史。否认有肝炎结核病史。否认有青霉素等药物过敏史。有胆囊结石病史、腰椎骨水泥术史，无其他手术外伤史。无输血史。

个人史：生长于原籍，生活习惯良好，否认外地久居史，否认疫区、疫情、疫水接触史，否认牧区、矿山、高氟区、低碘区居住史，否认化学性物质、粉尘、放射性物质、有毒物质接触史，否认吸毒史，否认吸烟史、饮酒史，否认药物成瘾史，否认冶游史。

家族史：家族中无类似患者。否认遗传病史。

检查：体温36.6℃；脉搏84次/分；呼吸：20次/分；血压110/61mmHg。发育正常，营养良好，贫血貌，体型正力型。皮肤黏膜无黄染、出血点，无水肿，无皮疹，颜色正常，毛发分布正常，无褥疮。全身浅表淋巴结无肿大。头颅无畸形，眼睑无水肿，结膜无充血，巩膜无黄染，角膜透明，鼻部无畸形，通畅，鼻窦无压痛，耳郭无畸形，外耳道无脓性分泌物，乳突无压痛，口唇无紫绀，口腔黏膜无溃疡，牙列齐，咽部无充血，扁桃体无肿大。颈部两侧对称，颈静脉无怒张，甲状腺无肿大，气管居中。胸廓两侧对称，两侧呼吸运动相等，两侧语颤相等，叩呈清音，两肺呼吸音清，肺部无啰音。心前区无隆起，心尖搏动位于第五肋间左锁骨中线内0.5cm，无震颤，心浊音界正常范围，心律整齐，心音正常，各瓣膜听诊区无杂音，无心包摩擦音，周围血管征阴性。肛门、直肠和外生殖器外观无异常。脊柱四肢无畸形，关节无红肿，双下肢轻度水肿。神经系统生理征存在，病理征未引出。血常规＋网织红：血红蛋白：82g/L；血小板：113.0×10⁹/L；白细胞：1.54×10⁹/L，网织红细胞百分比：0.91%，网织红细胞绝对值：20.6×10⁹/L，新免疫全项（11项）新增铜蓝和轻链两项：免疫球蛋白M（IgM）：0.37g/L，补体C4：0.45g/L，贫血三项＋EPO：维生素B$_{12}$：142.00pg/mL，促红细胞生成素测定：＞758.00mIU/mL，肝肾糖脂心电、粪便常规（含隐血）、尿常规、肌钙蛋白、肿瘤相关抗原、肝炎四对、艾滋梅毒、免疫固定电泳、血清酸化溶血试验（Ham）、抗人球蛋白实验、蔗糖溶血试验、抗核抗体测定、抗核抗体谱（ANAs）、抗双链DNA测定（抗dsDNA）、血清免疫固定电泳：正常。心电图：窦性心律部分导联T波改变QT间期延长。腹部彩超：脂肪肝声像、胆囊多发结石。胸部高分辨CT轴向平扫：两肺少许慢性炎症、不符合病毒性肺炎典型表现、左肺下叶实性结节建议年度复查。全腹部高分辨CT平扫（不需服用对比剂）：①肝右叶囊肿。②胆囊结石。③回盲部多发憩室。④子宫钙化结节。⑤子宫肌瘤可能。彩超双侧颈部、腋窝、腹股沟区暂未见明显异常形态淋巴结。

> **诊断**　急性淋巴细胞白血病。

二、诊疗经过

2022年12月1日予mini-CVD方案化疗，辅以止吐、水化、碱化、保肝、护胃、保心、降尿酸、维持水电解质平衡等治疗，化疗第9天，2022年12月8日血常规示：血红蛋白：77g/L；血小板：56.0×10⁹/L；白细胞：0.46×10⁹/L，中性粒细胞绝对值：0.16×10⁹/L，化疗后骨髓抑制，处于粒细胞缺乏期，转入层流病房行保护性隔离，并完成化疗。后出现发热，经验性升级抗生素为泰能抗感染，并继续予G–CSF促粒系增殖，患者体温正常，化疗结束，查血常规提示患者骨髓造血渐恢复，行腰穿+鞘注1次，脑脊液常规、生化及找幼稚细胞未见异常。脑脊液MRD阴性。复查骨髓细胞学示：幼淋2%，ALL基本缓解。骨髓MRD示：0.37%残留的B–ALL肿瘤细胞。

三、知识拓展

急性淋巴细胞白血病（ALL）是一种起源于淋巴细胞的B系或T系细胞在骨髓内异常增生的恶性肿瘤性疾病。异常增生的原始细胞可在骨髓聚集并抑制正常造血功能，同时也可侵及骨髓外的组织，如脑膜、淋巴结、性腺、肝等。我国曾进行过白血病发病情况调查，ALL发病率约为0.67/10万。在油田、污染区，发病率明显高于全国发病率。ALL儿童期（0~9岁）为发病高峰，可占儿童白血病的70%以上。ALL占成人白血病的20%左右。

ALL可引起贫血、出血、发热等症状。目前接受强力化疗的患者有80%~90%可以达到完全缓解，然而，单纯化疗能够维持长期缓解的概率较低，超过60%的患者在缓解后不久便会出现疾病的复发。为了改善预后，人们往往会选择异基因造血干细胞移植（allo-HSCT），它是目前治疗白血病、骨髓增生异常综合征、骨髓纤维化、淋巴瘤等恶性血液病的有效方法。

四、讨论分析

ALL与其余白血病相同，白血病细胞的发生发展起源在造血祖细胞或干细胞，其生物学特点与病理学表现存在较高的一致性，儿童与成人ALL之间存在不同的临床特征。ALL的发病机制较为复杂，临床尚未完全明晰，通常认为可能与环境、遗传等相关。ALL主多发于儿童群体，在成人群体中较为少见。儿童ALL的无病生存率在80%以上，并且存在治愈的可能性，然而成人ALL需面临复发、难治、预后差等情况。伴随临床对于ALL发病原理研究的不断深入，各不相同的分子生物学与遗传细胞学特点在明晰ALL预后、危险分层等方面中的作用日益突出。

病例 ❸　原发免疫性血小板减少症

一、病例简介

患者，男，25岁，学生，2023年9月2日入院。

主诉：患者1d余前无明显诱因出现发热。

现病史：史患者1d余前无明显诱因出现发热，体温最高39.3℃，伴乏力、四肢酸痛，无咳嗽、咳痰，无头痛、头晕，无胸闷、憋喘，未口服退烧药，遂来就诊，查血常规示：血红蛋白：152g/L；血小板PLT：$8.0×10^9$/L；白细胞WBC：$7.09×10^9$/L，超敏反应蛋白（HS-CRP）：3.65mg/L，为求进一步诊治，门诊拟"血小板减少"收入院，患病以来，患者神志清，精神、食欲、睡眠可，大小便正常。

既往史：2022年3月份发现血小板减少，至附属医院行骨穿检查明确诊断为免疫性血小板减少症，当时患者拒绝激素、TPO等药物治疗，选择维血宁等中成药物治疗，血小板能维持在3万左右。否认高血压、冠心病及糖尿病史。否认有肝炎结核病史。否认有青霉素等药物过敏史。否认手术外伤史。无输血史。

个人史：生长于原籍，生活习惯良好，否认外地久居史，否认疫区、疫情、疫水接触史，否认牧区、矿山、高氟区、低碘区居住史，否认化学性物质、粉尘、放射性物质、有毒物质接触史，否认吸毒史，否认吸烟史、饮酒史，否认药物成瘾史，否认冶游史。

家族史：家族中无类似患者。否认遗传病史。

检查：体温39.2℃；脉搏88次/分；呼吸18次/分；血压127/71mmHg。发育正常，营养良好，体型正力型。皮肤黏膜无黄染、出血点，无水肿，无皮疹，颜色正常，毛发分布正常，无褥疮。全身浅表淋巴结无肿大。头颅无畸形，眼睑无水肿，结膜无充血，巩膜无黄染，角膜透明，鼻部无畸形，通畅，鼻窦无压痛，耳郭无畸形，外耳道无脓性分泌物，乳突无压痛，口唇无紫绀，口腔黏膜无溃疡，牙列齐，咽部无充血，扁桃体无肿大。颈部两侧对称，颈静脉无怒张，甲状腺无肿大，气管居中。胸廓两侧对称，两侧呼吸运动相等，两侧语颤相等，叩呈清音，两肺呼吸音清，肺部无啰音。心前区无隆起，心尖搏动位于第五肋间左锁骨中线内0.5cm，无震颤，心浊音界正常范围，心律整齐，心音正常，各瓣膜听诊区无杂音，无心包摩擦音，周围血管征阴性。脊柱四肢无畸形，关节无红肿，双下肢无水肿。神经系统生理征存在，病理征未引出。血常规+网织红：血红蛋白：174g/L；血小板：11.0×10^9/L；白细胞：10.67×10^9/L，网织红细胞百分比：1.84%，网织红细胞绝对值：108.0×109/L，肝肾糖脂心电：甘胆酸检测：3.22μg/mL，前白蛋白：197.0mg/L，糖：6.39mmol/L，甘油三酯：0.36mmol/L，载脂蛋白B：0.49g/L，低密度脂蛋白：1.7mmol/L，乳酸脱氢酶：267IU/L，α-羟丁酸脱氢酶：186IU/L，钾：3.24mmol/L，磷：0.48mmol/L，甲型+乙型流感病毒核酸检测：甲型流感病毒核酸检测阳性，凝血功能+D−二聚体：凝血酶原时间：13.3sec，纤维蛋白（原）降解产物：12.60mg/L，D−二聚体：3.99mg/L FEU；白介素6+降钙素原PCT：降钙素原：0.020ng/mL，白介素−6：7.7pg/mL，免疫全项（8项）：抗链球菌溶血素"O"：810.0IU/mL，C反应蛋白：11.30mg/L，尿常规、粪便常规（含隐血）、抗核抗体谱（ANAs）、抗核抗体（免疫荧光法）测定、抗心磷脂抗体四项：正常。心电图：窦性心律；正常范围心电图。彩超心脏检查（成人：包括左心功能测定+室壁运动分析）：心脏结构未见明显异常。彩超检查（肝、胆、脾、胰、肾）示：胆囊息肉样病变、脾大，胸部高分辨CT轴向平扫：右肺、左肺下叶散在炎症、渗出病毒性肺炎不除外，请结合临床两侧胸膜腔少量积液。

> **诊断** ①原发免疫性血小板减少症。②流行性感冒（甲流）。③病毒性肺炎。

二、诊疗经过

患者查甲流病毒阳性，予磷酸奥司他韦抗病毒治疗，并予头孢尼西及左氧氟沙星预防细菌感染，考虑激素治疗ITP有加重病毒感染风险，目前一线治疗首选丙球，每天予静注入免疫球蛋白0.4g/kg中和体内抗体及增强机体抵抗力治疗4d，并予TPO升血小板、输血小板等对症支持治疗。复查血常规：血红蛋白：152g/L，血小板：424.0×10^9/L，白细胞：9.91×10^9/L。

三、知识拓展

原发免疫性血小板减少症（ITP），以往称特发性血小板减少性紫癜，是一种获得性自身免疫性疾病。是临床所见血小板计数减少引起的最常见出血性疾病。通过对患者血小板相关抗体的研究，公认绝大多数ITP是由于免疫介导的自身抗体致敏的血小板被单核巨噬细胞系统过度破坏所致。也有新的观点认为是免疫介导损伤巨核细胞或抑制巨核细胞释放血小板，造成患者血小板生成不足。临床表现有血小板计数不同程度的减少、伴或不伴皮肤黏膜出血症状。ITP在各个年龄阶段均可发病，一般儿童多为急性型，成人多为慢性型。两种类型在发病年龄、病因、发病机制及预后上有所不同。

四、讨论分析

原发免疫性血小板减少症是常见出血性疾病，特征为血小板计数明显降低导致出血风险升高。该病主要由自身免疫介导。原发免疫性血小板减少症的发病机制较为复杂，尚未完全阐明。现有研究证实原发免疫性血小板减少症的发病涉及体液免疫、细胞免疫等多种机制。白介素－6（IL-6）是一种细胞因子，其可通过促进CD4+的活化，刺激B细胞、浆细胞产生免疫球蛋白等途径参与免疫调节。有研究发现，患有原发免疫性血小板减少症的患者常常伴有体内IL-6水平的升高，且其水平与疾病严重程度相关。

为了明确IL-6与原发免疫性血小板减少症预后的相关性，本研究对原发免疫性血小板减少症患者治疗前后的基础及疾病指标进行了收集和分析。年龄和病程与原发免疫性血小板减少症患者治疗前的IL-6水平呈显著负相关，提示高IL-6水平的患者发病年龄越小，从发病到确诊的病程时间越短。在治疗前，患者间的出血评分、血小板计数无显著差异；治疗后，IL-6的水平越高，患者的预后出血评分越高、血小板计数越低。在IL-6低水平组中，患者的治疗效果最好，随着IL-6水平逐渐升高，组内出现治疗无效的人数比例增大，且与IL-6的水平显著相关。上述结果提示，治疗前IL-6水平越高的患者预后越差，且预后情况与IL-6的水平密切相关。IL-6是由多种免疫细胞（如巨噬细胞、淋巴细胞和单核细胞）产生的，可以在炎症和免疫应答中被激活。IL-6的增加可能参与了原发免疫性血小板减少症患者免疫系统的异常活化，导致免疫系统攻击血小板。原发免疫性血小板减少症患者可能伴随有炎症反应，而IL-6是一个促进炎症的细胞因子，炎症可能导致免疫系统的过度活化，进一步增加了血小板被破坏的风险。抑制IL-6的治疗（例如使用抗IL-6抗体）可能对原发免疫性血小板减少症患者的治疗有一定效果，通过抑制IL-6的作用，可以减轻炎症反应和免疫系统的活化，从而可能改善血小板计数。

总之，不同血清IL-6水平与原发免疫性血小板减少症患者预后存在相关性，血清IL-6水平检测有潜力成为早期评估原发免疫性血小板减少症预后的指标之一，但其准确性和敏感性还需进一步研究和临床验证。同时，IL-6与患者原发免疫性血小板减少症预后产生相关性的机制还有待进一步探索。此外，原发免疫性血小板减少症的病因非常复杂，还涉及其他因素，如免疫系统中其他细胞类型的异常、抗体产生等，IL-6只是其中一个可能的因素。后续还需要进行更加深入全面的研究，以期深化对原发免疫性血小板减少症病理生理学的认识，为预测原发免疫性血小板减少症预后提供可靠的依据。

病例 ④ 重型再生障碍性贫血

一、病例简介

患者，女，66岁，农民，2023年10月15日入院。

主诉：患者3个月前出现双下肢皮肤淤点。

现病史：患者3个月前出现双下肢皮肤淤点，病初未予重视，后瘀点逐渐增多，2个月前至皮肤科就诊，予地奈德膏、积雪苷膏等治疗，未见明显好转，随后下肢出血点逐渐增大，出现片状瘀斑。同时因带锈铁钉扎入足底注射破伤风抗血清。1周前患者出现牙龈出血，今为求进一步诊治来院就诊，门诊拟以"全血细胞减少"收入院，本次病程中，患者无发热，无咳嗽、咳痰，无恶心、呕吐，无腹痛、腹泻，精神饮食睡眠可，大小便正常，近期体重无明显变化。

既往史：否认高血压、冠心病及糖尿病史。否认有肝炎结核病史。否认有青霉素等药物过敏史。2002年行甲状腺结节切除术（良性）；2022年行左侧卵巢囊肿切除术。无输血史。

个人史：生长于原籍，生活习惯良好，否认外地久居史，否认牧区、矿山、高氟区、低碘区居住史，否认化学性物质、粉尘、放射性物质、有毒物质接触史，否认吸毒史，否认吸烟史、饮酒史，否认药物成瘾史，否认冶游史。

家族史：家族中无类似患者。否认遗传病史。

检查：体温36.3℃；脉搏78次/分；呼吸19次/分；血压102/74mmHg。发育正常，营养中等，表情自然，步入病房，自主体位，查体配合，双下肢皮肤瘀点瘀斑，全身皮肤黏膜无黄染，皮肤无色素沉着、毛细血管扩张、蜘蛛痣、肝掌，未见皮疹。淋巴结未触及肿大。头颅无畸形，无压痛。结膜正常，眼睑正常，眼球无突出、凹陷，各向运动正常，无震颤，双侧瞳孔等大等圆，直径3mm，对光反射存在。耳郭无畸形，无牵拉痛。外耳道无异常分泌物，双侧乳突无压痛，鼻腔通畅，无异常分泌物，双侧副鼻窦无压痛。伸舌居中，无震颤。咽无充血，双侧扁桃体不大。颈软，无抵抗。颈动脉搏动无增强无减弱，气管居中，肝颈静脉回流征阴性。甲状腺未触及肿大，无压痛，未闻及血管杂音。胸廓对称，无膨隆无凹陷，胸骨压痛阳性。呼吸运动左右对称，肋间隙正常。语颤对称，无增强及减弱，未及胸膜摩擦感，无皮下捻发音。双肺叩诊清音，肺下界正常，肺底移动度正常，双肺呼吸音粗，未闻及干湿啰音，无胸膜摩擦音。心前区无隆起及异常搏动。心尖搏动最强点位于左锁骨中线上第V肋间内侧0.5cm，心尖搏动正常，无抬举感，无震颤，无心包摩擦感。心脏相对浊音界不大，律齐，各瓣膜听诊区病理性杂音及心包摩擦音。腹部平坦，无胃肠型及逆蠕动波，腹式呼吸存在，脐无突出及分泌物，无腹壁静脉曲张；腹质软，未触及包块，无压痛、反跳痛，肝脏肋下未及，触痛阴性，胆囊未及肿大，Murphy氏征阴性，脾脏肋下未触及，麦氏点压痛阴性，双侧输尿管区压痛阴性；全腹部叩诊呈鼓音，肝浊音界存在，肝区叩痛阴性，脾区叩击痛阴性，双侧肾区叩痛阴性，移动性浊音阴性；肠鸣音正常，5次/分，双下肢无水肿。神经系统生理征存在，病理征未引出。血常规+网织红：红细胞：$2.30×10^{12}/L$；血红蛋白：76g/L，血小板：$3×10^9/L$；白细胞$1.35×10^9/L$，中性粒细胞绝对值：$0.14×10^9/L$，网织红细胞绝对值：$9.4×10^9/L$，网织红细胞百分比：0.41%，凝血功能：D-二聚体：1.72mg/L，2023年10月15日白介素6+降钙素原PCT：白介素6：20.7pg/ml，2023年10月15日贫血三项+EPO：促红细胞生成素测定：407.68mIU/mL，甲状腺功能九项：抗甲状腺过氧化物酶抗体27.69IU/mL，抗甲状腺球蛋白抗体23.48IU/mL，新免疫全项（11项）新增铜蓝和轻链两项：类风湿因子：27.00IU/mL，肝肾糖脂心电：白蛋白：39.3g/L，前白蛋白：160.0mg/L，血清胱抑素C测定：0.59mg/L，尿酸：146.0μmol/L，载脂蛋白B：0.44g/L，乳酸脱氢酶：265.8IU/L，α-羟丁酸脱氢酶：250.1IU/L，心电图：窦性心律；正常心电图。胸部CT轴位平扫：右肺中叶、左肺下叶小结节，建议年度随诊复查两肺散在少许慢性炎症；心脏彩超：主动脉瓣、二尖瓣退行性病变主动脉瓣轻度反流左室舒张功能降低。淋巴结彩超：双侧颈部、腋窝及腹股沟区未见明显异常形态淋巴结声像。腹部彩超：腹腔内未见明显积液及包块回声；肝胆胰脾肾未见明显异常。

> **诊断** 极重型再生障碍性贫血。

二、诊疗经过

大于40岁的重型再生障碍性贫血患者应采用包含抗胸腺细胞球蛋白/抗淋巴细胞球蛋白（ATG/ALG）和环孢素的联合免疫抑制治疗。因患者年龄较大，体质弱，给予环孢素抑制免疫、海曲泊帕升血小板、十一酸睾酮促进造血、输血支持等治疗，监测环孢素浓度，环孢素血药谷浓度维持在200ng/mL左右，药物起效前加强输血支持治疗。

三、知识拓展

重型再生障碍性贫血（SAA）是一种严重的骨髓造血功能衰竭性疾病，由于患者三系极度减低，发生致命性出血与感染的风险极大，严重威胁着患者的生命。目前在国际上治疗SAA的原则中，英国血液病学标准委员会（BCSH）指南推荐，年龄≤40岁，有全相合同胞供者的患者首选allo-HSCT，年龄＞40岁或无同胞供者的年轻患者仍然首选强化免疫治疗。对于无HLA全相合同胞供者的重型再生障碍性贫血患者，一线治疗可应用抗人淋巴细胞免疫球蛋白联合环孢素A的免疫抑制疗法。但治愈率极低且出现疗效可能需要半年以上或更长的时间，且复发率较高，治疗过程中仍离不开输注成分血以及抗感染等对症支持治疗，目前异基因造血干细胞移植已成为治疗重型再生障碍性贫血的最有效方法，能够达到治愈的目的，减少复发及克隆性改变，异基因造血干细胞移植作为重型再生障碍性贫血首选治疗方案已被国外多个中心推荐并被广泛实践。选择供者首先考虑HIA配型全相合，但我国缺乏同胞全合供者，对于缺乏同胞供者的年轻SAA患者，特别是合并活动性感染的患者，需要尽快恢复造血，控制感染，采用亲缘半相合ISCT如能成功，将获得比强化免疫治疗更高的生存质量。目前haplo-HSCT技术在急性血病等恶性血液病中已经广泛开展。参与进行的一项研究也显示了单倍体造血干细胞移植治疗SAA取得了较好的疗效，因此选择单倍体异基因造血干细胞移植为再生障碍性贫血患者在找不到全相合供者时提供了另一种选择。

四、讨论分析

造血干细胞移植是治愈重型再生障碍性贫血的一种可行有效的方式，能够使患者达到稳定的造血重建、较高的生存率和生活质量，且不易复发和克隆进化。单倍体相合造血干细胞移植能够增加供体的可用性并达到与MSD-HSCT相当的疗效，尤其是在中国，单倍体移植已经作为一线治疗手段而占据了十分重要的地位。未来仍需要考虑高龄患者的治疗方式、替代供体的GVHD预防手段、免疫重建过程和感染控制措施等，对不同患者采用个体化移植策略以达到更好的疗效。

病例 ❺ 多发性骨髓瘤

一、病例简介

患者，男，76岁，农民，2024年1月1日入院。

主诉：患者3个月前体检发现尿蛋白异常。

现病史：患者3个月前体检发现尿蛋白异常，就诊于肾内科，诊断为"肾炎"，予以醋酸泼尼松、雷公藤片、黄葵胶囊、缬沙坦片口服治疗，今至肾内科门诊复查，为求进一步诊治，门诊拟"浆细胞白血病"收住院，病程中患者无发热，无咳嗽咳痰，恶心呕吐，无腹痛腹泻，无胸闷憋喘，精神、食欲、睡眠可，大小便如常，体重较前未见明显改变。

既往史：否认高血压、冠心病及糖尿病史。否认有肝炎结核病史。否认有青霉素等药物过敏史。否认手术外伤史。无输血史。

个人史：吸烟五十余年，无饮酒嗜好。

家族史：家族中无类似患者。否认遗传病史。

检查：体温36.3℃；脉搏92次/分；呼吸16次/分；血压99/68mmHg。步入病房，面容平静，表情自如，查体合作，回答切题，全身皮肤黏膜无黄染、出血点，浅表淋巴结未扪及肿大，头颅无畸形，五官端正，耳鼻腔无异常分泌物，双侧瞳孔等大等圆，对光反射灵敏，口唇无紫绀，伸舌居中，无震颤，双侧扁桃体无肿大。颈软，无抵抗感，气管居中，双侧甲状腺无肿大，胸廓无畸形，两肺呼吸音清，未闻及干湿啰音，心前区未扪及震颤，各瓣膜听诊区未闻及病理性杂音。全腹平坦、柔软，全腹无压痛、反跳痛，肝脾肋缘下未扪及，移动性浊音阴性，肠鸣音正常，脊柱无畸形，四肢关节无异常，活动自如，双下肢无浮肿，双侧巴氏征、克氏征等病理反射未引出。血常规＋超敏CRP：血红蛋白：99g/L；血小板：$103×10^9$/L；白细胞：$9.68×10^9$/L，超敏C反应蛋白HS-CRP：2.92mg/L，浆细胞26%；凝血功能+D-二聚体+抗凝血酶-Ⅲ活性+FDP：凝血酶原时间：14.7sec，凝血酶原活动度：63.7%，凝血酶原时间比值：1.26%，纤维蛋白原浓度：1.26g/L，纤维蛋白（原）降解产物：60.90mg/L，D-二聚体15.04mg/L，抗凝血酶-Ⅲ：52.9%；$β_2$微球蛋白测定：$β_2$微球蛋白：2.880μg/mL；新免疫全项（11项）新增铜蓝和轻链两项：免疫球蛋白A：50.00g/L，免疫球蛋白G：1.59g/L，免疫球蛋白M：<0.19g/L，补体C_3 0.58g/L，铜蓝蛋白：0.14g/L，轻链（κ）8.30g/L，轻链（λ）0.24g/L，κ/λ34.58g/L；轻链两项（κ/λ）[尿]：尿轻链（κ）404.00mg/L，尿轻链（λ）5.04mg/L；B型钠尿肽测定：B型钠尿肽：测定472.5pg/mL；肝肾糖脂心电：总蛋白：92.3g/L，白蛋白：16.7g/L，球蛋白：75.6g/L，白蛋白/球蛋白：0.2g/L，胆碱酯酶：2672IU/L，前白蛋白：132.0mg/L，腺苷脱氨酶：49.6IU/L，尿素：12.78mmol/L，血清胱抑素C测定：2.34mg/L，肌酐：133.0μmol/L，尿酸：601.0μmol/L，载脂蛋白A1：0.69g/L，载脂蛋白B：0.27g/L，高密度脂蛋白：0.57mmol/L，磷酸肌酸激酶：17.0IU/L，磷：1.61mmol/L，糖化白蛋白测定：16.81%；贫血三项+EPO：维生素B12：939.00pg/mL；同位素血清肌钙蛋白Ⅰ测定、白介素6+降钙素原PCT、艾滋+梅毒、肝炎四对乙肝、丙肝、粪便常规（仪器法）+隐血试验、血浆鱼精蛋白副凝试验（3P）：未见明显异常。尿蛋白定量检验（免疫比浊法）：24h尿蛋白定量：0.77g/24h尿。常规心电图检查（十二通道）：窦性心律、ST段改变。胸部CT轴位平扫：右肺中叶实性微小结节、年度随诊复查、两肺散在少许炎症、心脏冠脉局部钙化斑块形成、浆细胞瘤复查、所见部分椎体及附件、部分肋骨多发低密度灶、左第8肋骨骨质破坏明显。心脏彩超：EF58%、主动脉瓣、二尖瓣退行性病变左室舒张功能降低。浅表淋巴结彩超：双侧颈部、腋窝、腹股沟区暂未见明显异常形态淋巴结。血清免疫固定电泳：IgA阳性（+），κ阳性（+）。血清蛋白电泳：白蛋白：24.8%，β：66.3%，γ：2.9%，β区出现异常条带。血清游离轻链定量检测：游离KAP轻链：5387.01mg/L；游离LAM轻链：6.84mg/L；游离KAP轻链/游离LAM轻链：787.57。尿游离轻链定量检测：游离KAP轻链：3452.57mg/L；游离LAM轻链：17.16mg/L；游离KAP轻链/游离LAM轻链：201.20。

| 诊断 | ①多发性骨髓瘤。②继发性浆细胞白血病。③肾功能不全。 |

二、诊疗经过

根据CSCO浆细胞白血病治疗指南，患者年龄大于75岁，不适合移植，且伴肾功能不全，Ⅰ级推荐硼替佐米/伊莎佐米+泊马度胺/沙利度胺+地塞米松诱导治疗，或参加临床试验、个体化治疗；Ⅱ级推荐达雷妥尤单抗联合化疗。

2024年1月3日开始予VTD（硼替佐米+沙利度胺+地塞米松）方案化疗，辅以止吐、碱化、护肾、保胃、阿昔洛韦预防病毒感染等治疗。

三、知识拓展

多发性骨髓瘤起病徐缓，早期无明显症状，容易被误诊。多发性骨髓瘤（MM）的临床表现多样，主要有贫血、骨痛、肾功能不全、感染、出血、神经症状、高钙血症、淀粉样变等。

（一）骨痛、骨骼变形和病理骨折

骨髓瘤细胞分泌破骨细胞活性因子而激活破骨细胞，使骨质溶解、破坏，骨骼疼痛是最常见的症状，多为腰骶、胸骨、肋骨疼痛。由于瘤细胞破坏骨质，引起病理性骨折，可同时存在多处骨折。

（二）贫血和出血

贫血较常见，为首发症状，早期贫血轻，后期贫血严重。晚期可出现血小板减少，引起出血症状。皮肤黏膜出血较多见，严重者可见内脏及颅内出血。

（三）肝、脾、淋巴结和肾脏病变

肝、脾肿大，颈部淋巴结肿大。器官肿大或者异常肿物需要考虑髓外浆细胞瘤或者淀粉样变。

（四）神经系统症状

神经系统髓外浆细胞瘤可出现肢体瘫痪、嗜睡、昏迷、复视、失明、视力减退。

（五）感染

亦可见真菌、病毒感染，最常见为细菌性肺炎、泌尿系感染、败血症，病毒性带状疱疹也容易发生，尤其是治疗后免疫力低下的患者。

（六）肾功能损害

50%～70%的患者尿检有蛋白、红细胞、白细胞、管型，出现慢性肾功能衰竭、高磷酸血症、高钙血症、高尿酸血症，可形成尿酸结石。

（七）高黏滞综合征

可发生头晕、眼花、视力障碍，并可突发晕厥、意识障碍。

（八）淀粉样变

常发生于舌、皮肤、心脏、胃肠道等部位。

（九）包块或浆细胞瘤

有的患者可以出现肿块，肿块直径为几厘米至几十厘米不等，可以是骨性肿块或软组织肿块，这些肿块病理检查多为浆细胞瘤。一般认为合并软组织肿块或浆细胞瘤的患者预后不良，生存期短。

（十）血栓或梗塞

患者可出现血液透析造瘘管梗塞、深静脉血栓或心肌梗塞等表现，发生的原因与肿瘤患者血栓及高黏滞综合征等因素有关。

四、讨论分析

全世界每年有＞58万人初诊为多发性骨髓瘤（MM），美国每年新发MM高达3.49万例，且其发病率还在逐年升高。MM多好发于老年患者，确诊时的中位年龄在65岁左右。尽管近年来的新型治疗方法取得了一定的进展，MM的10年生存率为30%～40%，但其仍然是一种无法治愈的疾病。研究表明，几乎全部的MM患者都是从不明原因的无症状的单克隆丙种球蛋白病（MGUS）发展而来，虽然临床上可以诊断出部分MM，但大部分患者确诊时已达Ⅲ期。目前临床虽然建立了相关诊断和疗效监测的手段，但大多医院并未开展相关检查，并且很多检查昂贵、有创，给患者身体和经济带来了沉重的负担。同时由于MM的临床症状复杂多变，给非专科医生诊断也带来了困难，极易造成漏诊或误诊。有研究探讨了腺苷脱氨酶（ADA）及其他检验指标与NDMM的关系，旨在为临床诊疗MM提供参考依据，希望通过无创、经济、快捷且灵敏度及特异度高的检查手段来辅助筛查MM，避免造成漏诊或误诊。

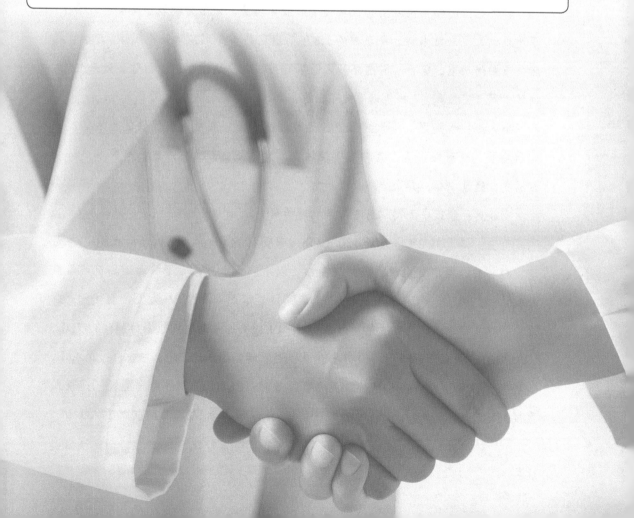

第八章

风湿免疫科病例精选

病例 ❶ 类风湿关节炎

一、病例简介

患者，女，37岁，职员，2023年5月10日入院。

主诉：多关节肿痛15余年，头晕伴视物不清10余天。

现病史：2023年3月6日因带状疱疹入院，自行停用抗风湿药物，只应用甲泼尼龙片8mg，1次/日，中药治疗1月余。10余天后出现头晕，伴视物不清，休息减轻，伴食欲缺乏、乏力，偶感胸闷不适，收入院。测体温39℃。

既往史：15年前出现对称性多关节肿痛伴晨僵，诊断为类风湿关节炎，治疗：甲泼尼龙片、来氟米特、甲氨蝶呤。8年前出现关节变形，治疗不规律。5年前右膝关节肿痛加重，曾行"肿瘤坏死因子融合蛋白、阿达木单抗"治疗，效果欠佳，调整方案"艾拉莫德+柳氮磺吡啶"治疗。

个人史：无疫区、疫水接触史，无牧区、矿山、高氟区或低碘区生活史，无化学物质、放射性物质、有毒物质接触史，无毒品史，无酗酒史，有吸烟史，无酗酒史，经量中等，其余未知。

家族史：家族中无类似患者。否认遗传病史。

检查：体温39.2℃，脉搏120次/分，呼吸19次/分，血压96/64mmHg，神志清，精神差，重度贫血貌，睑结膜苍白。双下肢无水肿，右下肢萎缩。抗环瓜氨酸抗体：379IU/L。C-反应蛋白42mg/L；降钙素原+尿常规+大便常规（-）；血清免疫球蛋白+补体：血清免疫球蛋白G：19.1g/L，血清免疫球蛋白M：3.97g/L，C3 0.39g/L，类风湿因子：1760g/L；生化：谷草转氨酶：60IU/L，白蛋白：26.4g/L，α-羟基丁酸脱氢酶：638IU/L，肌酸磷酸激酶：280IU/L，甘油三酯（-）；凝血常规+D-二聚体：3.27μg/mL；TORCH：单纯疱疹病毒1/2型IgM抗体27AU/mL，

EB病毒衣壳抗原IgM抗体：5.06AU/mL，铁蛋白：＞1650ng/mL；红细胞沉降率：153mm/h；EB病毒的DNA检查（－）；B型钠尿肽：96pg/mL；血常规：白细胞：3.29×10^9/L，血红蛋白浓度：28g/L，血小板计数129×10^9/L。

诊断 ①类风湿关节炎。②发热原因待查。③贫血原因待查。

二、诊疗经过

入院给予激素、补液、抗感染治疗。

5月10日根据检查结果加用阿昔洛韦抗病毒治疗。

5月11日输悬浮红细胞1.5IU；5月11日至5月15日静脉补充白蛋白10g，1次/日。

5月12日输悬浮红细胞2IU；患者出现左下肢一过性肿胀、疼痛，完善左下肢动静脉彩超排查血栓，检查发现静脉血栓形成，消耗性血小板下降，给予低分子肝素1支，治疗1次/日。

5月13日甲泼尼龙片加量至80mg，1次/日；5月13日至5月16日丙种球蛋白17.5g，1次/日。

5月18日至5月20日行甲泼尼龙240mg冲击治疗。

患者入院后第3、4天体温正常，余住院期间均反复发热，激素冲击期间亦有发热。维持当前治疗。

三、知识拓展

（一）关节表现

1. 疼痛和压痛

对称性、持续性关节疼痛和压痛，程度因人而异，主要累及掌指、指间、腕关节等小关节，亦常见于肘、膝等中大关节，其他如颈椎、颞颌关节、胸锁和肩锁关节也可受累。

2. 肿胀

关节腔积液、滑膜肿胀组织水肿可致关节周围肿胀，可见于任何关节，当注意与骨性膨大区分。

3. 晨僵

患者晨起或静止一段时间后出现关节发紧和僵硬感，活动及午后可逐渐缓解，时间长短与病情相关，大多持续超过半小时。

4. 关节破坏与畸形

晚期最常见关节畸形是掌指关节半脱位和手指尺偏。近端指间关节过伸使远端指间关节屈曲呈"天鹅颈"畸形，近端指间关节屈曲、远端指间关节过伸形成"纽扣花"畸形。重症患者关节呈纤维性或骨性强直，关节活动受限直至完全丧失功能。

5. 骨质疏松

骨质疏松是类风湿关节炎早期和常见的X征象。其原因可能与疼痛、失用、微循环或神经营养变化激发破骨细胞活跃有关，但可能主要是关节强直失用性引起。

(二) 关节外病变

临床医生应该更全面地了解关节的外观，以免错误解读或延误病情。一般RA关节疾病只能致残，但关节外表现或其并发症有可能导致死亡。常可伴有低热、贫血、全身不适和乏力、重坠感、食欲不振等症状。

1. 类风湿结节

常见于关节周围、伸肌面，或经常承受机械压力的部位，直径数毫米至数厘米，质硬，活动度差，无疼痛或触痛，见于约25%的典型RA患者，最常见于肘部、鹰嘴突等关节隆突部和经常受压处，还可见于心包、心内膜、胸膜、中枢神经组织及肺部等。若结节发生在肺部，X线见块状、密度均匀的阴影。在组织学上，类风湿结节由中心坏死物质包括胶原纤维、非胶原纤维和细胞碎片以及排列成栅栏状的表达HLA-DR抗原的巨噬细胞的中间带和由肉芽组织形成的外带组成。

2. 血管炎

见于严重的RA或有高滴度循环类风湿因子患者。主要累及病变组织的中、小动脉以及静脉，多伴有淋巴结病变及骨质破坏。实验室检查可见补体下降、免疫复合物沉积、冷球蛋白阳性等。临床可表现为肾脏受累、尿常规异常；眼部患有巩膜炎、虹膜炎、角膜炎；雷诺现象、指端坏死、慢性溃疡和紫癜等。

3. 胸膜和肺部

常见间质性肺炎、肺间质纤维化、肺类风湿结节、肺动脉高压、肺血管炎及胸膜炎等。肺间质纤维化最常见，临床症状为咳嗽难愈，静息或动后气促、气短。X线见肺纹理增粗、紊乱，或呈网状结节阴影。

4. 肾脏改变

临床表现为血尿、蛋白尿。其可能是因RA导致肾淀粉样变，肾实质病变（膜性、系膜增生性肾小球炎、间质性肾炎、局灶性肾小球硬化）以及药物毒副反应所致。活检可见淀粉样蛋白沉积，血清抗淀粉蛋白P抗体阳性。

5. 神经系统损害

常见肢体远端麻木、烧灼感或不同程度的感觉减退，手套样、袜套样的痛觉及触觉减退，麻木感。因补体、免疫复合物等导致的神经脱髓鞘、末梢变性或血管炎病变。可见感觉型及混合型周围神经病、多发性单神经炎、颈脊髓神经病、硬膜外结节导致的脊髓受压等。

6. 骨骼肌肉的改变

可继发肌炎、骨质疏松、腱鞘炎，甚或病理性骨折。

7. 心脏

可出现心包炎、心内膜炎、心肌炎，可出现于病程任何阶段，可伴发血管炎。

8. 淋巴结病

30%的患者可出现淋巴肿大，伴有病情活动、ESR增快、RF阳性，病理显示淋巴滤泡散在性均匀增生，生发中心CD8+及T细胞浸润。

四、讨论分析

类风湿关节炎（RA）是一种与滑膜炎和关节破坏相关的复杂炎症性疾病，其特征是滑膜关节慢性炎症、血管翳形成、进行性骨侵蚀和关节破坏，患者通常会出现关节肿胀和压痛，严重可导致残疾。RA的发展是一个持续的、进行性的、全身性的病理过程，在RA发病前或早期即可在血清中检测到类风湿因子、ACPA等多种自身抗体。随着各种免疫因子、成纤维细胞和细胞因子的逐渐相互作用，滑膜组织逐渐产生慢性炎症，并伴有骨侵蚀和破坏，导致各种临床症状和损伤。此外，许多器官系统可能会因全身性炎症而受损，例如心脏组织、血管系统、肾脏、肺组织和神经系统等，因此RA的早诊断、早治疗尤为重要。

RA的临床特征还在于患者血清中存在特异性自身抗体，这些抗体在临床常规中用作疾病诊断的生物标志物。类风湿因子（RF）是临床上用来辅助诊断类风湿关节炎的一个经典指标，其可结合免疫球蛋白（immuno globulin G，lgG）的Fc区，形成有助于疾病过程的免疫复合物，其水平升高与持续活跃的滑膜炎、关节损伤、关节炎和残疾密切相关。但RF对已确诊RA的特异度仅在60%～70%。CCP抗体是早期诊断RA的特异性指标，临床敏感度67%～80%，特异度大于96%，与RF的诊断敏感度相当，但特异度更高。近年来，有研究发现，抗CCP抗体阳性的RA患者的骨破坏情况比阴性患者更严重，抗CCP抗体的含量与RA的病情严重程度及发展有关。抗原多肽通过体内抗原递呈细胞的表达激活淋巴细胞，释放免疫球蛋白、趋化因子和自由基等炎症介质，从而引发RA的特征性病理变化。CD4+T细胞通过分泌促炎细胞因子在RA中发挥重要作用，可促进RA炎症反应的持续存在。研究发现，环瓜氨酸化蛋白与淋巴细胞人类白细胞抗原-DR（HLA-DR）分子结合，通过T细胞的抗原递呈功能，进一步刺激RA患者的干细胞增殖，环瓜氨酸化蛋白是RA病理过程中的致病靶抗原，其可特异性刺激CCP/AST的克隆增殖，并与患者病情严重程度有关。本研究结果显示，轻度组、中度组和重度组患者关节滑液中CCP/AST表达较对照组升高，且随病情严重程度增加而升高，由此可见CD4+T细胞参与了RA的发生发展，其中CD4+T亚群的失衡及其相关信号分子的紊乱在RA的发生、发展中起着重要作用，基于CD4+T细胞亚群平衡的免疫调节手段有望成为治疗RA的新策略。

病例 ❷ 强直性脊柱炎

一、病例简介

患者，男，30岁，销售，2020年9月7日入院。

主诉：腰背部疼痛9年。

现病史：2013年劳累后出现下腰背、前胸、双侧颞颌关节疼痛，夜间疼痛明显，不能翻身，伴晨僵半小时，自觉活动后加重，就诊于某医院，HLA-B27阳性、骶髂关节MRI回报骶髂关节炎，诊断"强直性脊柱炎"，接受柳氮磺胺吡啶3片，3次/日，口服，益赛普50mg，每周一次，皮下注射，用药后症状缓解，益赛普逐渐减量，最少时益赛普25毫克/月，一次治疗，病情较平稳，2015年停用柳氮磺胺吡啶和益赛普，关节疼痛时口服"西乐葆"。2019年2月再次出现腰背、胸痛疼痛，复查CPR、ESR升高明显，接受戈里木单抗50毫克/月，皮下注射，3次后症状缓解，因经济原因改为益赛普：50mg/10d，皮下注射，但腰背痛无明显缓解，2020年3月改为阿达木单抗：40毫克/2周（3个月），后40毫克/4周，2020年9月感上述症状加重，复查CRP：32.9mg/L，ESR：27mm/h，接受规律的类克治疗（每次300mg，共6次），2021年4月再次出现左膝关节、腰骶部疼痛，给予安康信对症治疗，疼痛无减轻，2021年5月开始应用司库奇尤单抗：150mg，每周一次，皮下注射，1个月后改为150毫克/月，10月起再次感觉腰背部疼痛加重，司库奇尤单抗：300毫克/月，自觉症状可缓解，2022年1月26日为应用司库奇尤，病程中无眼炎，无皮疹、无腹痛、腹泻，无尿频、尿急、尿痛，精神睡眠可，饮食佳，体重无明显变化。

既往史：既往体建。

个人史：无疫区、疫水接触史，无牧区、矿山、高氟区或低碘区生活史，无化学物质、放射性物质、有毒物质接触史，无毒品史，无酗酒史，有吸烟史，无酗酒史，经量中等，其余未知。

家族史：家族中无类似患者。否认遗传病史。

检查：病程：9年；晨僵持续时间：30min；患者评估的总体背痛 VAS 评分（0～10）：3分；CRP：15.21mg/L；ESR：14mm/h；BASDAI 评分或 ASDAS 评分：2.6和2；有附着点炎症状；HLA-B27（+）；关节外表现：无眼部、肠道、皮肤受累；患者总体 VAS 评分（0～10）：3分。X线（骨盆）：骶髂关节炎；MRI（骶髂关节）：双侧骶骨面、右侧髂骨面骨髓水肿；超声检查：左膝股四头肌腱髌骨附着处附着点炎。

> 诊断　强直性脊柱炎。

二、诊疗经过

入院后向患者讲解疾病知识，强调长期治疗的重要性，指导患者进行适当的体育锻炼，如游泳、瑜伽等，保持关节活动度。

物理治疗：热敷、理疗等，缓解疼痛和肌肉痉挛。

2020年9月予以阿达木单抗，40毫克/2周，效果尚可。2021年4月予以类克，应用6次后效果不佳。2021年10月予以司库奇尤，150毫克/月，仍感疼痛。2022年1月予以司库奇尤300mg，效果尚可。

定期复查血常规、肝肾功能、ESR、CRP，评估病情活动度，调整治疗方案。鼓励患者坚持体育锻炼，预防脊柱畸形和关节强直。

三、知识拓展

强直性脊柱炎（AS）是一种常见的慢性炎症性疾病，属于风湿免疫病类。其主要病变部位为骶髂关节、脊柱及外周关节，部分病情严重者可发生脊柱畸形和脊柱强直。AS中的患病率为0.25%～0.5%，男女患病比例为4∶1，女性发病通常较男性缓慢且病情较轻。好发人群为青壮年，其中发病高峰为20～30岁。

AS起病隐匿，早期症状通常是在腰骶部出现钝痛和晨僵，活动后可能减轻。病情进展中，可能出现眼、心脏、肺、肾等多个器官的不同程度的病变。AS不具有传染性。

AS的治疗方法主要为对症治疗，包括药物治疗和必要情况下的手术治疗。同时，保持合理的锻炼和良好的睡姿也是重要的治疗方式之一，能缓解病情并控制病情的发展。AS为一种长期疾病，尚无法治愈，预后因患者的个性差异和早期治疗情况而异。

目前对AS的病因尚不明确，研究表明，发病与遗传、感染、环境、免疫等多个因素相关。具有家族聚集性，某些感染因素以及环境因素可能诱发强直性脊柱炎的发病。尽管AS无法彻底治愈，但通过早期诊断和积极治疗，可以有效地控制重症状，提高生活质量。

四、讨论分析

目前，临床对于强直性脊柱炎还没有根治的方法，若患者的病情未得到有效控制，则其腰椎部的病变会逐渐发展至胸椎甚至颈椎。强直性脊柱炎患者在面对疾病带来的身体不适甚至活动不便时，会产生负面情绪，且随着疾病的发展，患者还可能丧失劳动能力甚至生活自理能力，导致生活质量进一步下降。

正念减压疗法是通过觉察当下来处理压力、疼痛和疾病的一种方法，与常规的行为认知疗法不同，正念减压疗法注重当下的全部体验，可充分满足患者的心理需要，从而改善其预后。此外，强直性脊柱炎患者通过适当的锻炼能有效增强其脊柱灵活性，提高其脊柱旁肌肉的活动性，缓解其病变处的疼痛，且能避免因活动减少引起肌肉萎缩。护理人员督促患者有计划、有规律地进行正念呼吸、正念冥想和步行冥想等正念减压训练，可减轻患者的疼痛程度，改善其病变部位的关节功能；此外，适度锻炼干预可促进血液循环，从而提升患者的脊柱活动度，促进病情好转。患者科学地活动颈部、腰部等部位可增强其对肌肉的控制力，提高其关节活动度，从而提升其躯体功能。适度锻炼能使患者养成良好的运动习惯，避免脊椎变形等。正念减压疗法引导患者正确对待疾病，使其心态发生积极转变，主动配合医护人员治疗，故随着疾病的好转，患者的生活质量也随之提高。

病例 ❸ 原发性胆汁性胆管炎

一、病例简介

患者，男，56岁，农民，2020年6月8日入院。

主诉：口眼干、关节疼痛5年。

现病史：2020年3月，半年前关节疼痛、乏力加重，影响日常生活，于当地中医诊所口服中药5d，效果不佳，后于当地精神卫生中心查甲功未见异常。建议筛查风湿免疫。病程中，偶有头痛，口唇发麻，光过敏，双足跟痛，偶有恶心、上腹不适，无脱发、皮疹、口腔溃疡、雷诺现象，泡沫尿多年，黄色不成形，便次正常，体重较前无明显变化。

既往史：慢性萎缩性胃炎伴糜烂多年。糖尿病15年，饮食、运动控制，血糖控制可。高血压20年，最高150/100mmHg，苯磺酸氨氯地平1片，1次/日，血压控制可。2010年右侧大隐静脉高位结扎术。磺胺过敏。

个人史：生长于原籍，生活习惯良好，否认外地久居史，否认疫区、疫情、疫水接触史，否认牧区、矿山、高氟区、低碘区居住史，否认化学性物质、粉尘、放射性物质、有毒物质接触史，否认吸毒史，有吸烟史、饮酒史，否认药物成瘾史，否认冶游史。

家族史：家族中无类似患者。否认遗传病史。

检查：体温36℃；脉搏82次/分；呼吸19次/分；血压123/83mmHg。发育正常，营养中等，神清语利，步入病房。皮肤黏膜无黄染、皮疹及出血点。心、肺、腹（一）、浅表淋巴未及肿大。双下肢无水肿。双肩关节压痛，右肩带肌群萎缩。双肩上举受限。双膝下蹲受限，双膝骨擦感。生理反射存在，病理反射未引出。干燥全项：ANA胞浆型1∶640；核膜型1∶320ENA谱阴性；肌炎抗体谱：阴性；

免疫球蛋白及补体：IgA：＞5.25g/L，IgG：16.4g/L，IgM：5.6g/L；炎性指标：ESR：36mm/h；心肌酶钾钠氯：LHD：25IU/L；HBDH：186IU/L；常规：血常规大致正常。炎性指标：CRP：＜0.5mg/L。免疫指标：HLA-B27阴性；类风湿全项：抗MCV：42.27IU/mL余阴性ANCA全项（－）；磷脂全项：抗心磷脂抗体IgM型37.86RU/mL；C_3、C_4、IgG_4（－）。自身免疫性肝病全项：抗线粒体抗体M2型（印迹法）阳性；抗线粒体测定（荧光法）阳性1：640，抗核抗体（荧光法）胞浆型1：320核膜型1：160，抗GP：210弱阳性，抗M2-3E抗体。其他：感染四项（－）。肝纤四项：透明质酸轻度异常。肿瘤标记物（－）。蛋白电泳：ALB：48.39%，α_2球蛋白：5.93%，γ球蛋白：26.49%。D－二聚体：1.1。尿常规：GLU+，尿本周蛋白阴性。Shirmer试验：R=L=0。Shirmer试验：R=L=0。唾液流率：基础：0.47mL/min；刺激后：1.25mL/min。唇腺病理：总面积8mm²，镜下约见7个唇腺小叶，未见明确淋巴细胞浸润灶。腹部彩超：胆囊壁局限性增厚，腺肌症？（建议隔期复查）；前列腺增大伴钙化，肝、胰、脾、双肾、双输尿管、膀胱未见异常。心彩超：主动脉窦部增宽、左室舒张功能减低。胸HRCT：双肺上叶纤维索条、双肺上叶局限性气肿、右肺斜裂结节，考虑髂内淋巴结、右肺下叶结节，考虑纤维硬结灶、心前区结节灶，考虑肿大淋巴结。浅表淋巴结彩超：双侧涎腺、颈部、双腋下、腹股沟、腹腔未见肿大淋巴结。关节彩超：左肩关节冈上肌腱附着点炎；左膝髌上囊积液；关节腔滑膜增生；血供2级；关节软骨受损。骨扫描：对称性肩、膝、关节炎性改变。胃镜：慢性萎缩性胃炎伴糜烂（C-1）；胃底黄斑瘤。

| 诊断 | ①原发性胆汁性胆管炎。②骨关节炎。③前列腺增大。④干眼症。⑤慢性萎缩性胃炎伴糜烂。⑥胃底黄斑瘤。⑦高血压。⑧糖尿病。 |

二、诊疗经过

入院后给予熊去氧胆酸（UDCA）：13～15mg/（kg·d），分次口服。UDCA是PBC治疗的首选药物，能够改善胆汁淤积，减轻肝脏炎症，延缓疾病进展。由于患者UDCA治疗效果不佳，加用环孢素A 3mg/（kg·d），每日两次，口服，以抑制免疫反应。

生活方式干预：饮食调整：低脂饮食，避免油腻食物，多吃新鲜蔬菜和水果，补充脂溶性维生素。戒酒戒烟：避免酒精和烟草对肝脏的进一步损害。适当运动：保持适度的体育活动，增强体质。

定期随访：每3～6个月复查肝功能、AMA滴度及腹部超声，监测疾病进展和药物不良反应。

三、知识拓展

原发性胆汁性胆管炎（primary biliary cholangitis，PBC）是一类原因不明的慢性进行性胆汁淤积性肝病。病理特点为肝内胆管非化脓性炎症，伴有胆管破坏、门脉周围炎症及肝实质碎屑样坏死，最终进展为肝硬化。

四、讨论分析

原发性胆汁性胆管炎的自然病史可分为临床前期、无症状期、症状期、失代偿期4个阶段，早期多无明显异常，约有1/3患者可长期无任何临床表现，故早期诊断及早期治疗尤为重要；对于已确诊患者，目前一线用药仍为UDCA，治疗过程中需及时评估患者UDCA应答情况，根据患者体质量变化调整用药剂量；对于应答不佳者，需联合二线用药，如奥贝胆酸、韭诺贝特等，改善患者血清生化指标及预后可能；对于肝硬化及肝硬化失代偿期患者，较多二线治疗药物已不作为推荐，需考虑非药物治疗，如肝移植等，同时也需要继续积极寻找与研发其他安全、有效的药物，延缓疾病进展，提高患者生存率；对于所有患者而言，除延缓病程进展，对症治疗、心理治疗等都是必要的，并发症的防治也是治疗过程中需关注的重点，在提高患者生存率的同时提高患者生活质量，目前已经有较多药物开始临床试验，为日后治疗方案提供了更多新的可能。药物治疗作为PBC临床治疗的主要手段，现在已取得了较多进展和成果，新药的疗效及安全性有待更大规模的临床试验去证实，其他更多治疗药物还有待发现、探索。

病例 ❹ 全身性骨关节炎

一、病例简介

患者，女，49岁，职员，2023年7月11日入院。

主诉： 多关节疼痛30余年。

现病史： 30余年前受凉后出现双膝关节疼痛，劳累时加重，无关节肿胀，无僵硬，采用保暖措施或休息后可减缓，后逐渐出现受凉后双侧肘关节疼痛，劳累时加重，偶用中药制剂，保暖休息后可缓解，未予以重视。4年前逐渐出现双手DIP 2~5、双腕关节、双肩疼痛，左足ITP 2~4、右足ITP 3~4疼痛僵硬，双踝关节、双膝关节疼痛，伴晨僵10余分钟，自行活动后可缓解，未予特殊治疗。2个月前患者关节疼痛加重，以右肘关节，左足ITP 2~4，腰椎疼痛为著，遂就诊。

既往史： 有高血压史，最高达：196/82mmHg，盐酸贝尼地平4mg，2次/日，未规律用药，血压控制情况不详。20年前曾患抑郁症，于当地治疗，服用氯氮平治疗。有胆囊炎病史1年，自行不规律服用消炎利胆片。有贲门溃疡病史，现口服曲美布汀2片，3次/日。有鼻炎病史。21年前行剖宫产术，2021年5月7日行经阴道闭孔无张力尿道中段悬吊术（TVT-0）。

个人史： 生长于原籍，生活习惯良好，否认牧区、矿山、高氟区、低碘区居住史，否认化学性物质、粉尘、放射性物质、有毒物质接触史，否认吸毒史，否认吸烟史、饮酒史，否认药物成瘾史，否认冶游史。

家族史： 家族中无类似者。否认遗传病史。

检查： 体温36.2℃；脉搏：108次/分；呼吸：19次/分；血压：148/87mmHg。双手皮温低，双手DIP 2有压痛，双下肢无浮肿。血沉：3.00mm/h；CRP＜0.50mg/L；疫球蛋白、补体、ANCA全项、干燥全项、类风湿全项未见明显异常。肌骨超声：

左足ITP 3/ITP 4未见明显异常，左足MTP 1关节腔积液伴滑膜增生，血供1级；右腕滑膜增生1级，血供1级，桡侧腕长、腕短伸肌腱、指伸肌腱腱鞘炎，尺侧腕伸肌肌腱鞘旁囊性肿物——腱鞘囊肿？右肘关节腔积液伴滑膜增生，血供1级。心彩超：心包积液。泪液、唾液流速测定。右眼3mL/5min，左眼2mL/5min。唾液：刺前：0.33mL/min，刺激后：4mL/min。腰椎CT：①腰椎退行性变。②腰2/3、3/4纤维环膨出。③腰4/5、腰5/骶1椎间盘疝。胸部CT：左下肺间质性改变。

> 诊断　①全身性骨关节炎。②肺间质纤维化（左下肺间质性改变）。③腰椎间盘突出（腰2/3/4/5纤维膨出、腰5/骶1椎间盘疝）。④腱鞘炎（右腕关节）。⑤压力性尿失禁（经阴道闭孔无张力尿道中段悬吊术后）。⑥子宫腺肌瘤（多发）。⑦过敏性鼻炎（变应性鼻炎），慢性。⑧胸膜肥厚（双侧局限性）。⑨乳腺增生。⑩脂肪瘤（右侧阔筋膜张肌内）。⑪肘关节脱位（右肘关节游离体）。⑫高同型半胱氨酸血症。⑬高尿酸血症。

二、诊疗经过

入院后给予云克营养骨质、尼松消炎止痛、艾拉莫德等对症药物治疗，同时进行超短波治疗，每天一次，每次20min，以促进局部血液循环，缓解疼痛。

进行适当的关节活动训练和肌肉力量锻炼，以保持关节活动度和肌肉力量。辅助器具：使用手杖、拐杖或助行器等，减轻关节负重。

经过三个月的治疗，患者关节疼痛明显减轻，关节活动度明显改善，生活质量显著提高。

三、知识拓展

全身性骨关节炎为一种关节退行性病变，又称骨关节病、退行性关节炎等。主要发生在负重关节，如髋关节、膝关节和踝关节，以及脊柱关节、手指关节。

　　全身性骨关节炎发病原因有肥胖、劳损、创伤、关节先天性异常、关节畸形等诸多因素引起的关节软骨退化损伤、关节边缘和软骨下骨反应性增生。症状有受累关节积液、红肿等表现，还会出现压痛、僵硬、关节肿胀、活动受限和关节畸形等。

四、讨论分析

　　全身性骨关节炎的病因复杂多样。常见的原因包括：①年龄增长：随着年龄的增长，关节组织逐渐退化，软骨磨损和滑膜积液增多，从而诱发骨关节炎。②肥胖：肥胖则通过增加关节负担，加速关节退变进程。③机械性损伤：如外伤可能导致软骨损伤或骨折，若不及时治疗，可能会发展为骨关节炎。④代谢性疾病：如糖尿病会影响软骨细胞的营养供应和修复能力，增加患病风险。

　　全身性骨关节炎的治疗目标是缓解症状、改善关节功能和减少残疾。治疗方法包括药物治疗、物理治疗和手术治疗。对于症状严重、关节畸形明显的患者，可以考虑手术治疗，如关节置换术。物理治疗包括理疗和适当锻炼，有助于保持关节活动范围和增强肌肉力量。

　　预防全身性骨关节炎的关键在于保持健康的生活方式，包括合理饮食、适量运动和避免过度负重。减轻体重可以减少对关节的负担，使用辅助工具如手杖可以减轻受累关节的压力。定期进行关节检查，早发现早治疗。

　　全身性骨关节炎虽然无法根治，但通过科学的管理和治疗，患者可以有效控制症状，提高生活质量。日常调养和预防措施也至关重要，可以延缓疾病进展，保护关节健康。

病例 ❺　系统性红斑狼疮

一、病例简介

患者，女，29岁，教师，2022年5月21日入院。

主诉：头痛、头晕伴恶心半月，加重伴少尿5d。

现病史：患者于入院前半月无明显诱因出现头痛、头晕，伴恶心、喷射性呕吐，呕吐物为胃内容物，无视物变形、耳鸣目眩及黑蒙，无咳嗽、咳痰，无胸痛、胸闷、心慌、气短，无腹胀、腹泻、黑便，尿量未见明显改变，无皮下出血，患者未予重视。5d前出现尿量减少，2~3次/日，每次约200mL，尿色深棕色，尿中泡沫多，伴尿痛，无尿频、尿急。同时患者出现咳嗽、咳痰，前往当地诊所就诊，测得血压160/100mmHg，予对症治疗后（具体不详）症状改善不明显。患者为求进一步诊治，遂来医院就诊，门诊查血常规未见明显异常，尿常规示：尿蛋白2+，隐血3+，红细胞1+；尿微量白蛋白415mg/L；免疫球蛋白示IgG 2.94g/L，生化示：尿酸448μmol/L，甘油三酯3.26mmol/L，高密度脂蛋白0.74mmol/L，极低密度脂蛋白1.48mmol/L。以"肾病"收入院。自发病来，患者神志清，精神差，全身乏力，口苦，纳差，无寒战、高热，双下肢无水肿，夜间休息差，二便均减少，近期体重无明显变化。

既往史：既往体建。

个人史：生长于原籍，生活习惯良好，否认外地久居史，否认牧区、矿山、高氟区、低碘区居住史，否认化学性物质、粉尘、放射性物质、有毒物质接触史，否认吸毒史，否认吸烟史、饮酒史，否认药物成瘾史，否认冶游史。

家族史：家族中无类似患者。否认遗传病史。

检查：体温36.5℃；脉搏79次/分；呼吸16次/分；血压156/112mmHg。神志清楚，精神差，颜面部轻微水肿，口唇无苍白，伸舌居中，无震颤，颈无抵抗，颈动脉搏动正常，未见颈静脉怒张。双肺呼吸音清，双肺未闻及明显干湿性啰音及胸膜摩擦音。心律齐，腹部平坦，腹软，无压痛，未及包块，Murphy征阴性，肝脾肋下未及。肝区肾区无叩痛，腹部叩诊鼓音，移动性浊音阴性，肠鸣音4次/分。关节无红肿及压痛，主动活动正常，双下肢无水肿。颈软无强直，Kernig征（＋），Brudzinski征（－）。

> **诊断** 系统性红斑狼疮。

二、诊疗经过

（1）轻型系统性红斑狼疮患者症状较轻微，无重要脏器损伤，对该型患者以减轻临床症状、降低疾病恶化及复发为目的。

（2）对于初发患者，重视宣教，使患者正确认识疾病，避免过多的紫外线暴露和过度疲劳，避免感染等可能诱发或加重疾病的因素。

（3）药物治疗：①非甾体消炎药（NSAIDs）：可控制关节炎。②抗疟药：羟氯喹0.2～0.4g/d，注意可能出现眼底病变的不良反应，有心动过缓或者心脏传导阻滞者禁用。③沙利度胺：对抗疟药不敏感的顽固性皮损可选用，常用剂量50～100mg/d，1年内有生育意向的患者忌用。④可短期局部应用激素治疗皮疹，面部应尽量避免强效激素类的外用药，使用不应超过1周。⑤小剂量激素（泼尼松≤10mg/d）有助于控制病情。⑥必要时可酌情加用硫唑嘌呤、甲氨蝶呤、环磷酰胺等免疫抑制药。

三、知识拓展

系统性红斑狼疮（SLE）的发病机制极为复杂，远未阐明，包括免疫耐受缺损、淋巴细胞凋亡障碍、T细胞和B细胞以及NK细胞等功能调节障碍、补体缺陷、免疫复合物清除障碍、细胞因子分泌调节障碍等。几乎免疫系统的所有成分都参与了自身免疫和组织病理，因此，SLE又被称为自身免疫病的原型。

由于遗传、性别和环境因素等影响抗原递呈和免疫应答，造成SLE易患性不同，具有足量易患因素的个体因其免疫系统的异常可以发展为持续存在的抗原表达，随后活化T淋巴细胞及B淋巴细胞，并分泌自身抗体，大量致病性自身抗体和免疫复合物的形成最终导致组织损伤，出现SLE的各种临床症状。致病性自身抗体针对包括核小体、双链DNA、Ro、NR2、红细胞带3蛋白及磷脂等在内的不同抗原的抗体亚群，通常为IgG型且能结合补体，致病性自身抗体的产生可以在SLE临床症状出现前数年发生。

B细胞的激活在其免疫发病机制中起重要作用。在SLE患者体内发现浆细胞、成熟B细胞及记忆性B细胞增多，初始B细胞减少，同时B细胞凋亡的诱导和调节存在缺陷。CR2通路异常可能是B细胞过度活化的一个重要原因，CR2是包括CD21、CD19和CD81在内的细胞表面多聚体，细胞表面分子交联造成信号应答增强以及抑制信号通路的活性降低，促进了B细胞活化。此外，B细胞的异常还包括其细胞因子的产生增多，并对细胞因子反应增强。

T细胞在SLE发病中作用也越来越受到重视，SLE患者体内存在多种T细胞异常现象，如T辅助细胞增多，外周血中表达激活标志（如IL-2R、DR、DP1、Fas）的T淋巴细胞增多，血清IL-2、SIL-2R及IFN-α水平增高，CD4+、CD25+、Foxp3+、调节性T细胞和CD8+抑制性T细胞数量及功能缺陷等。T细胞功能异常的主要特征是辅助性细胞活性过强和调节性/抑制性T细胞活性减弱。SLE患者体内还存在细胞因子网络的失衡，如IFN-α、IFN-γ、IL-6和IL-10水平增高，IL-2和TGF-β降低等。

当具有产生致病性自身抗体和免疫复合物的能力并伴随调节机制的异常时，疾病持续进展。在健康个体中，自身高反应性B淋巴细胞和T淋巴细胞可以经由免疫耐受被清除或抑制。而SLE患者存在免疫耐受缺陷、免疫复合物清除缺陷、调节性T细胞功能降低、凋亡缺陷等。凋亡细胞和免疫复合物清除的缺陷可以活化免疫细胞表面和内部的Fc受体或TLR受体，激活以Ⅰ型干扰素为代表的先天免疫系统，导致免疫调节的异常，参与SLE的发病。免疫耐受的打破、抗原负荷的增加、

T细胞的过度活化、B细胞抑制的缺失、长效自身免疫性记忆细胞和浆细胞的持续存在则导致B细胞的过度活化及病理性自身抗体的持续产生。最终的结果是致病性自身抗体的合成与调控失衡，免疫复合物沉积并激活补体等途径造成组织损伤。多种机制参与了靶器官的损伤。自身抗体沉积触发补体活化或激活相关受体，导致局部组织的炎症。由于不同器官的细胞免疫反应不尽相同，不同个体的易患性也相差甚远，所以不同SLE患者的靶器官受累范围和严重程度差异很大。

四、讨论分析

系统性红斑狼疮是一种慢性自身免疫性疾病，多器官系统受累及以ANA阳性为代表的多种自身抗体阳性是其突出特征。尽管目前SLE患者的整体生存率较之前已有明显提高，但仍面临着器官不可逆损害、继发感染、社会经济负担重等问题。国内外SLE管理指南中提到，狼疮患者需进行全程管理，包括从初诊起始进行个体化治疗，以及加强治疗后随访等。

《中国系统性红斑狼疮发展报告2020》中提到，我国SLE患者存在对知识拓展知识了解不足、对SLE治疗药物相关知识认知不足、对疾病治疗依从性差等问题。一项SLE相关调查结果显示，仅42%的SLE患者对知识拓展知识回答正确，仅17%的SLE患者对日常护理知识回答正确。这些研究均提示除了接受规范诊疗以外，患者的治疗后随访也非常重要。

此外，随访依从性也可在一定程度上影响SLE患者的预后。研究报道在儿童起病的SLE患者中，随访依从性差的活动性SLE患者，其急诊就诊率及再住院风险均升高。在一项回顾性研究中将SLE患者按随访频率高低进行分组后发现，随访频率高的患者器官损害评分降低。因此，加强SLE患者随访和提升随访依从性对于减少器官损害，改善患者预后非常有必要。

附 录

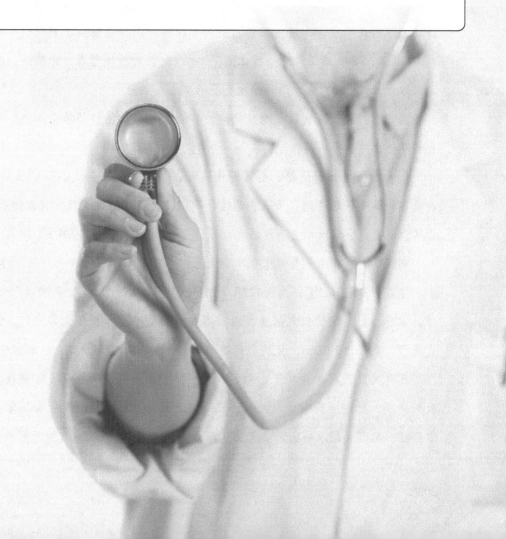

病例 ❶ 重症肺炎的护理

一、病例简介

患者，女，66岁，农民，2023年9月13日入院。

主诉：咽痛、咳嗽、发热9d，呼吸困难4d。

现病史：患者本人及家属诉，9d前，无明显诱因出现咽痛，随吞咽动作加剧，伴有畏寒、自觉发热，体温未测，干咳，少痰不易咯出，于当地门诊输液治疗，症状反复。4d前，无明显诱因出现气短，自觉呼吸困难，乏力、食欲缺乏，口服药物治疗效果不佳，为进一步诊治就诊于医院。门诊检查后，请呼吸科会诊，以"重症肺炎，呼吸衰竭，感染性休克？"收入院。后精神萎靡，无胸痛、咯血，无意识障碍，饮食睡眠差，二便未见明显异常。

既往史：否认高血压、糖尿病病史。否认肝炎、结核等传染病史。否认手术外伤及输血史。否认药物过敏史。

个人史：生长于原籍，生活习惯良好，否认外地久居史，否认牧区、矿山、高氟区、低碘区居住史，否认化学性物质、粉尘、放射性物质、有毒物质接触史，否认吸毒史，否认吸烟史、饮酒史，否认药物成瘾史，否认冶游史。

家族史：家族中无类似患者。否认遗传病史。

检查：体温36.5℃；血压122/60mmHg；呼吸28次/分；心率90次/分。发育正常，营养良好，轮椅推入病房，精神萎靡。颜面苍白，头颅无异常，双侧瞳孔等大正圆，直径约3.0mm，光反应灵敏。口唇无发绀，咽后壁充血。双肺呼吸音清，左肺底可闻及散在湿性啰音。心界不大，律齐，未闻及明显杂音。腹软，无压痛及反跳痛，肝胆脾及双肾未触及，双下肢无水肿。四肢肌力肌张力正常。生理反射存在，病理反射未引出。心电图：房颤，ST-T异常。胸部CT提示双肺多发斑片状高密度影，部分实变。血气分析：CO_2分压：31mmHg，氧分压28mmHg，实际碱剩余：-6.2mmol/L，乳酸：2.04mmol/L，氧饱和度：45.4%。尿素：14.70mmol/L，肌酐：252.00μmol/L。

> **诊断** ①重症肺炎。②Ⅰ型呼吸衰竭。③感染性休克。④肾功能不全。

二、诊疗经过

入院后进行血尿便常规、肝肾功能、离子、纤溶、凝血、新冠病毒核酸检测、炎症反应标记物、双下肢静脉彩超等检查。给予急症室重症监护，暂时给予无创呼吸机辅助通气，视患者呼吸状况调整呼吸机参数。

持续血压监测，实时评估患者循环状态；必要时行动脉穿刺器术及中心静脉穿刺置管术，持续有创血压监测，监测中心静脉压，协助评估液体复苏情况及体循环变化。充分抗炎、化痰、解痉平喘、纠酸、补液、清除炎性介质、改善肾功能等对症支持治疗。

三、护理

1. 护理问题/诊断

（1）有下肢深静脉血栓的危险：与下腔静脉回流受阻、输入高渗液体、坏死肿瘤组织脱落、体液不足致血液高凝状态等有关。

（2）有皮肤完整性受损的危险：与局部长期受压有关。

（3）有感染的危险：与机体抵抗力低及侵入性操作有关。

（4）气体交换受损：与肺部感染有关。

（5）低效性呼吸形态：与呼吸肌无力、间质性肺炎有关。

（6）焦虑、恐惧：与担心疾病预后、工作、生活和前途有关。

（7）气体交换受损：与肺部感染有关。

（8）潜在并发症：①心力衰竭。②猝死。③泌尿系感染。④有管路滑脱的危险：与患者意识障碍、躁动、依从性差有关。

2. 护理措施

（1）有下肢深静脉血栓的危险：①观察下肢皮肤颜色、温度及有无水肿等情况；②早期下床活动；③卧床期间下肢进行主动、被动锻炼；④深呼吸运动；⑤多饮水；⑥穿梯度压力弹力袜；⑦应用血循环治疗仪；⑧遵医嘱应用扩容药物；⑨遵医嘱使用抗凝剂；⑩遵医嘱溶栓护理；⑪发生后严禁按摩；⑫发生后抬高患肢、制动。

（2）有皮肤完整性受损的危险：①评估皮肤情况；②保持床单位清洁、柔软、平整、干燥、无渣屑，必要时铺气垫床；③长期卧床者，定时协助或指导患者变换体位，保护骨髂突处，避免牵拉拖拽；④指导患者衣着宽松、柔软。

（3）有感染的危险：①病房环境清洁，定时开窗通风换气，保持室内适宜的温度及湿度；定期进行空气消毒；②尽量减少病区的探访人次，限制上呼吸道感染者探访；③做好基础护理，指导其加强营养和休息，增强机体抵抗力；④监测生命体征，注意体温有无升高，有无咳嗽、咳痰等感染征象。

（4）气体交换受损：①合理选择卧位，根据病情适度活动，室内保持适宜的温湿度；②遵医嘱给予氧疗，观察呼吸困难的程度有无减轻；③翻身叩背，必要时给予吸痰；④遵医嘱用药，观察疗效和不良反应。

（5）低效性呼吸形态：①保持病室环境清洁，温湿度适宜，通风良好，减少探视，预防交叉感染；②卧床休息，保持呼吸道通畅，指导患者进行深呼吸等呼吸功能锻炼；③鼓励患者咳嗽、咳痰，给予翻身、拍背、雾化吸入等，促进痰液咳出，预防肺部感染；④遵医嘱氧气吸入，注意用氧安全；⑤观察呼吸频率、节律、深浅度，呼吸困难程度，严重时气管插管或气管切开；⑥遵医嘱用药，观察用药后的反应

（6）潜在并发症——心力衰竭：①密切观察患者生命体征及心功能变化；②根据患者的病情、年龄和药物的性质调整滴速；③限制入液量；④告知患者及家属潜在心衰的危险及注意事项。

（7）潜在并发症——猝死：①评估危险因素，有无心力衰竭、电解质紊乱、酸碱平衡失调等；②加强巡视监测生命体征；③保持各种抢救设备、药品处于备用状态。

（8）潜在并发症——泌尿系感染：①保持会阴部清洁干燥，会阴护理2次/日；②遵医嘱给予相应抗生素治疗；③多饮水，勤排尿。

（9）潜在并发症——有管路滑脱的危险：①各类导管标识醒目，有效固定，必要时实施保护性约束；②对患者及家属进行宣教，告知导管滑脱风险及注意事项；③专人陪护。

（10）恐惧、焦虑：①向患者及家属讲解疾病拓展知识；②评估患者的心理状态和对诊断及治疗的了解程度；③加强沟通，耐心倾听患者主诉，建立良好的护患关系；④以适当的方式和语言与患者讨论病情，引导患者面对现实，积极配合治疗；⑤鼓励家属、朋友主动关心患者；⑥鼓励患者自我管理，提供与其他病友交流学习的机会。

四、疾病相关

重症肺炎是肺组织炎症性疾病，包括肺部细支气管炎，肺间质、肺泡炎等，临床表现较重，病情会逐步恶化，严重者可导致脏器功能衰竭。造成重症肺炎的病因与年龄因素、机体抵抗力、基础疾病、轻症肺炎治疗不当等有关。

1. 年龄因素

年龄较大的患者对治疗药物的敏感性低，自身免疫力低，容易发生重症肺炎。

2. 机体抵抗力

如果机体抵抗力弱，缺乏足够的营养，对病原体感染没有抵抗力，就有可能会出现重症肺炎。

3. 基础疾病

重症肺炎可由慢性支气管炎、慢性心脏病、慢性肺病等慢性疾病引起。

4. 轻症肺炎治疗不当

轻症肺炎，如果没有及时治疗，或者治疗不当，以及对抗生素不敏感，都可能会发展成重症肺炎。

五、讨论分析

重症肺炎会严重影响患者的呼吸功能，特别是对于老年重症肺炎患者，其很容易发生呼吸衰竭的疾病症状，此时需要借助机械通气实现对呼吸功能的维持。老年重症肺炎患者在机械治疗过程中存在相对较多的风险因素，其会直接影响患者的预后康复水平。重症肺炎患者的机体抵抗力、免疫力水平较差，导致炎症发生率以及疾病危害相对较高。临床中需要应用相关药物和机械通气方式进行治疗，同时在治疗期间还需要为患者提供相应的护理。常规护理所能够发挥的效果有限，同时护理服务本身带有程序化的问题，护理措施缺乏详细化优势，无法为患者提供有效的护理服务，导致整体护理质量不理想。

个性化综合护理可以实现对患者疾病症状的积极控制，有利于规避治疗时的风险，同时风险防控重点在于积极预防。因为重症肺炎患者的病情相对较为严重，再加上患者的疾病发展速度快，所以患者在治疗过程中焦虑、抑郁的风险也比较高，传统的对症护理服务很难满足患者的个体需求。应用个性化综合护理，可以结合患者个体情况提供针对性的护理支持，可以满足护理需求，促使患者能够主动配合医护工作，从而达到疾病的防控与治疗目的。个性化综合护理可以借助预防感染的方式规避细菌定植，可以为患者提供合理的抗菌药物，从而预防感染的发生。借助口腔护理，可以维持口腔卫生，从而预防口腔感染的发生。在生命体征、营养、静脉通路等方面提供护理可以更加清晰地掌握病情并提供基本的营养供应，达到提高治疗效果与护理干预的目的。另外，在护理期间可以借助有效护理方式促进痰液排出，可以促使呼吸更加顺畅，规避痰液堵塞和呼吸道中分泌物的沉积，可以促使患者的机体功能快速恢复，在进餐的同时可以保障患者机体营养需求得以满足，在促进营养吸收的同时提升患者的免疫力，促使患者快速康复。

病例❷　急性心力衰竭的护理

一、病例简介

患者，女，71岁，农民，2024年2月14日入院。

主诉：反应迟钝、胡言乱语1周，加重伴恶心2d。

现病史：慢性疾病急性发作。患者1周前无明显诱因反应迟钝，时有胡言乱语，未予处置，2d前开始上述症状逐渐加重，伴恶心，未呕吐，自行口服感冒药物，症状未见缓解，今天就诊于急诊，完善相关化验后，考虑心力衰竭、肝功能不全、肾功能不全、代谢性酸中毒、乳酸酸中毒，请相关科室会诊后均拒绝收治该患者，现以"谵妄原因待查、急性心力衰竭"收入急诊EICU。

既往史：高血压病史6年余，血压最高时收缩压可达180mmHg，未规律服药。发现胸主动脉假性动脉瘤6年。贫血病史3年余，未予以系统诊治。半个月前因急性左心衰竭于CCU住院治疗，2018年11月因主动脉壁间血肿于心外科行覆膜支架腔内隔绝术。2023年11月因胸椎压缩性骨折于骨科行经皮穿取病理刺球囊扩张椎体成形术。否认吸烟及大量饮酒史。否认药物、食物过敏史。

个人史：生长于原籍，否认外地久居史，否认疫区、疫情、疫水接触史，否认牧区、矿山、高氟区、低碘区居住史，否认化学性物质、粉尘、放射性物质、有毒物质接触史，否认吸毒史，否认吸烟史、饮酒史，否认药物成瘾史，否认冶游史。

家族史：家族中无类似患者。否认遗传病史。

检查：体温36.6℃；脉搏60次/分；呼吸20次/分；血压146/80mmHg。发育正常。营养中等，自动体位，平车推入病房。意识模糊，时有谵妄，颈软，皮肤黏膜无黄染。浅表淋巴结无肿大。头颅五官无畸形。瞳孔等大等圆。外耳无溢脓，鼻翼无煽动，颈软，气管居中，甲状腺不大，颈静脉充盈，桶状胸，双肺呼吸音粗，双肺闻湿啰音。心界向左下扩大，心率60次/分，律齐，心前区未闻及杂音。腹软，无压痛，双下肢无水肿，病理反射阴性。心脏超声示：EF20%，全心增大，二尖瓣回声改变，三尖瓣反流（中度）肺动脉高压，左室舒张功能减低，双侧小腿肌间静脉血栓形成；腹部超声示：胆囊内沉积物；丙氨酸氨基转移酶：681.00IU/L，总胆红素：34.60μmol/L，直接胆红素：27.50μmol/L，间接胆红素：7.10μmol/L，天门冬氨酸氨基转移酶：1467.00IU/L，总蛋白：57.20g/L，白蛋白：35.90g/L，肌酐：256.00μmol/L，尿素：19.90mmol/L，二氧化碳：11.60mmol/L，钾：4.66mmol/L，钠：135.00mmol/L，乳酸脱氢酶：1257.00IU/L，肌酸激酶：485.00IU/L，肌酸激酶同工酶：93.20IU/L，羟丁酸脱氢酶：610.00IU/L，血氨：55.2μmol/L，D-二聚体：5.32mg/L，超敏肌钙蛋白T：0.046ng/mL，N端-B型钠尿肽前体测定：>$3.5×10^4$ng/L，降钙素原：0.608ng/mL，白细胞：$13.18×10^9$/L，血红蛋白：139.00g/L，血小板：$116.00×10^9$/L，酸碱度：7.064，CO_2分压：21.0mmHg，氧分压：108.0mmHg，实际碱剩余：-22.7mmol/L，标准碱剩余：-24.4mmol/L，钠离子：155.2mmol/L，钾离子：5.58mmol/L，乳酸：7.40mmol/L。

诊断 急性心力衰竭。

二、诊疗经过

护士根据医嘱，迅速建立两条静脉通道，使用静脉留置针以确保给药顺利。镇静多采用吗啡，但老年人、意识不清、休克和已有呼吸抑制及肺内感染者，应用地西泮代替；静脉注射洋地黄制剂西地兰以强心、利尿、扩血管，并可酌情再次运用，但运用时需注意患者脉率，应不低于60次/分，若1周内用过洋地黄类药物者，需酌情减量治疗，还可酌情运用呋塞米利尿，减轻心脏负荷；静脉滴注硝普钠扩血管时，需新鲜配制，并注明配制时间，避光操作，注意个体用药剂量不同，可运用静脉泵以精确控制滴速，在用药中要密切监测患者血压、心率等变化。

对哮鸣音明显的AHF患者，给予氨茶碱静脉推注以强心利尿和解除支气管痉挛，并给予地塞米松以减轻肺水肿。

三、护理

1. 护理问题/诊断

（1）有下肢深静脉血栓的危险：与下腔静脉回流受阻、输入高渗液体、坏死肿瘤组织脱落、体液不足致血液高凝状态等有关。

（2）猝死：与心脏病变有关。

（3）潜在并发症：包括呼吸衰竭、泌尿系感染。

（4）有发生皮肤完整性受损的危险：与分泌物，引流液、排泄物等刺激皮肤有关。

（5）有感染的危险：与疾病有关。

（6）知识缺乏：与缺乏疾病拓展知识有关。

（7）生活自理缺陷：与治疗需要绝对卧床有关。

（8）有泌尿系感染的危险：与术后卧床时间过长或留置尿管时间过长有关。

（9）便秘：与长期卧床肠蠕动减慢有关。

（10）有受伤的危险：与精神行为异常有关。

2. 护理措施

（1）有下肢深静脉血栓的危险：①观察下肢皮肤颜色、温度及有无水肿等情况。②早期下床活动。③卧床期间下肢进行主动被动锻炼。④深呼吸运动。⑤多饮水。⑥穿梯度压力弹力袜。⑦应用血循环治疗仪。⑧遵医嘱应用扩容药物。⑨遵医嘱使用抗凝剂。⑩遵医嘱溶栓护理。⑪发生后严禁按摩。⑫发生后抬高患肢、制动。

（2）猝死：①卧床休息，减少不良刺激，保持情绪稳定及充足的睡眠。②监测心率、心律、血压、脉搏变化，心率小于60次/分或大于100次/分，通知医生及时处理。③严格交接班，倾听患者的主诉，有无胸闷、气促、心慌、心前区不适等表现，及时处理。④严格记录24h出入量，保持二便畅通，防止大便用力。⑤准备好抢救药品及物品。⑥遵医嘱氧气吸入。⑦遵医嘱用药处理。

（3）潜在并发症。

呼吸衰竭：①密切监测心率、血压变化，随时做好抢救准备。②保持呼吸道通畅，吸氧。

泌尿系感染：①保持会阴部清洁干燥，会阴护理2次/日。②遵医嘱给予相应抗生素治疗。③多饮水，勤排尿。

（4）有发生皮肤完整性受损的危险：①及时清理分泌物、引流液及排泄物。②清理后给予局部护理，并涂保护膜保护。③遵医嘱应用药物。

（5）有感染的危险：①控制炎症，按医嘱进行眼部或全身用药护理。②各项操作严格遵守无菌技术操作原则。

（6）知识缺乏：①评估患者知识掌握情况，给予解释。②做好入院宣教及拓展知识指导。

（7）生活自理缺陷：①宣教限制活动的原因。②制定活动方案。③加强基础护理。

（8）有泌尿系感染的危险：①病情允许时尽早下床活动。②留置尿管护理严格无菌操作。③尽早拔除尿管。④会阴擦洗，保持会阴清洁。⑤防止尿液反流逆行感染。⑥正确留取尿标本。⑦遵医嘱应用抗生素。

（9）便秘：定时腹部按摩，养成定时排便的习惯。

（10）有受伤的危险：①悬挂警示卡，做安全宣教，防止跌倒坠床发生。必要时给予约束带约束。②经常巡视患者，必要时给予关心和帮助。③遵医嘱应用药物治疗。

四、疾病相关

1. 病因分析指导

指导患者治疗原发病，注意避免心功能不全的诱发因素，如受凉、饱餐、情绪激动等。

2. 饮食指导

饮食宜清淡，以高维生素、低热量、少盐、少油以及富有钾、镁及适量纤维素的食物为主，宜少量多餐，避免刺激性食物。合理安排活动和休息。

3. 遵医嘱

严格遵医嘱按时服药，说明控制输液速度的重要性。

4. 疾病知识指导

指导患者学习疾病知识和急救、自救知识，说明保持大便通畅的重要性。

5. 心理指导

向患者说明情绪与健康的关系，保持情绪稳定极为重要，应避免焦虑、忧郁、紧张及过度兴奋，以免诱发心衰。

6. 出院指导

指导患者定期门诊随访，教会患者服地高辛前自测脉搏，脉搏在60次/分时暂停服药，到医院就诊，当发现体重或症状有变化时应及时就诊。嘱注意气候变化，避免受凉，防止诱发心衰。

五、讨论分析

急性心力衰竭患者出院后要求其具备良好自我管理能力，以降低并发症风险，促进疾病恢复，但部分患者对本病认知不足，自护技巧能力较低，导致其出院后延续性护理需求较高。

有研究结果显示，年龄、受教育程度、家庭月收入、家人照顾、自护能力是急性心力衰竭患者延续性护理需求的影响因素。分析原因如下：①年龄：年龄＜60岁的急性心力衰竭患者多承担着照顾老人、养育子女的责任，也是家庭经济收入的主要来源，急性心力衰竭的发作会导致患者心理压力增大，家庭角色发生转变，患者希望能尽快恢复健康，承担家庭责任，对延续性护理的需求更高。而年

龄 ≥ 60 岁的患者对自身身体状况较了解，且因年老体弱求生欲相对较低，延续性护理需求较低。建议护理人员多与急性心力衰竭患者沟通，对于年龄较轻者可强化延续性护理服务，尽量满足其护理需求以促进患者康复；而对于年龄较高者，可叮嘱患者家属多关心患者，激发其求生欲，促使其主动学习自我护理相关知识并将其运用到日常生活中，以改善其身体状况。②受教育程度：受教育程度较低的急性心力衰竭患者对拓展知识及护理知识的理解能力较差，常无法深入理解护理人员宣教的知识，甚至可能会误解相关知识，造成不良心血管事件的发生，对延续性护理需求更高。建议护理人员对于受教育程度较低的患者可少用专业性的语言描述，多用通俗易懂的语言、视频等为患者讲述疾病知识和院外自我护理知识等，以改善患者预后。③家庭月收入：家庭月收入较高的急性心力衰竭患者日常生活中更关注自身的健康，渴望了解更多的心力衰竭护理知识，对延续性护理的需求更高；家庭月收入较低的患者因经济压力忙于生计，对自身健康的关注度不高，故而对延续性护理需求较低。建议护理人员对家庭月收入较高的急性心力衰竭患者多宣传心力衰竭知识及自我护理知识，以满足患者的延续性护理需求；对于家庭月收入较低的患者可协助患者寻求相关组织帮助，以缓解患者的经济压力，促使患者加强自身健康的关注。④家人照顾：无家人照顾的急性心力衰竭患者出院后，如突然发作无法进行有效的自救，这类患者更需要接受延续性护理服务，以便提高患者的自护能力，促使其有效应对疾病突发状况，挽救其生命。而有家人照顾的患者可以获得家人提供的生活保障、基础照护等，且家人可以监督患者用药、饮食、运动等，促使患者更快恢复，对延续性护理的需求较低。建议护理人员加强对无家人照顾的患者的健康宣教，于患者出院前告知患者院外自我护理知识、急救知识等，并主动添加患者的微信，定期了解患者的用药、运动、饮食等情况，给予患者针对性指导，以满足患者的延续性护理需求。⑤自护能力：自护能力较差的急性心力衰竭患者更渴望获得专业的指导以改善其健康状态，提高其生活质量，延续性护理需求较高。建议护理人员加强对自护能力差的急性心力衰竭患者的关注，利用通俗的语言讲解、发放护理手册、播放视频等方式提高患者的自护意识，并给予患者自护技能指导，以提高患者的自护能力，以降低其延续性护理需求。

综上所述，急性心力衰竭患者的延续性护理需求较高，与患者年龄、受教育程度、家庭月收入、家人照顾、自护能力等有关，临床可据此采取措施来满足患者的延续性护理需求。

病例 ③ 系统性红斑狼疮的护理

一、病例简介

患者，女，39岁，销售，2023年4月7日入院。

主诉：间断低热、乏力、全身水肿6年，胸闷、呼吸困难3h（家属代诉）。

现病史：（家属代诉）6年前因低热、乏力、全身水肿至医院就诊，诊断为"系统性红斑狼疮、狼疮性肾炎"，给予环磷酰胺冲击、吗替麦考酚酯等药物治疗（具体不详），院外口服"甲泼尼龙32mg，1次/日，环孢素75mg，2次/日"治疗，定期复查，调整用药，多次因全身水肿、胸闷至医院就诊。1年前因肾功能不全于我院行血液透析及药物对症治疗，好转后院外规律口服"硫酸羟氯喹片"0.1g，1次/日；甲泼尼龙片20mg，1次/日治疗。3h前出现胸闷、呼吸困难，伴后背痛，无咳嗽、咳痰、发热，测血压117/75mmHg，遂至急诊就诊，患者出现意识不清，血压低，深大呼吸，予急诊科紧急行气管插管接呼吸机辅助呼吸，以"肾功能衰竭"为诊断收治入院，入院症见：昏迷状态，GCSE1VTM1，深大呼吸，贫血貌。

既往史：高血压病史4年，最高210/140mmHg，现规律口服硝苯地平控释片1片，1次/日、特拉唑嗪片2片，1次/日；慢性肾衰竭、贫血、间质性肺炎2年余；发现冠状动脉粥样硬化、心力衰竭、肺动脉高压1年余，未规律治疗。否认糖尿病、脑梗塞、脑出血、肺结核、肝炎、其他疾病、输血史；预防接种随当地进行。

个人史：无牧区、矿山、高氟区、低碘区居住史，无化学性物质、放射性物质、有毒物质接触史，无吸毒史，无冶游史，无吸烟、饮酒史。

家族史：否认遗传病史。

检查：体温36.5℃；脉搏50次/分；呼吸16次/分；血压85/52mmHg。昏迷状态，GCS E1VTM1，双侧瞳孔等大等圆，直径约3mm，对光及反射消失；听诊双肺呼吸音清，双肺可闻及少量湿性啰音；心率50次/分，律齐，心音正常，各瓣膜听诊区未闻及病理性杂音；四肢肌力不能配合，肌张力正常。入院查血气分析示：氧浓度分数：100%，钾：6.4mmol/L，乳酸：6.3mmol/L。

> **诊断**　系统性红斑狼疮。

二、诊疗经过

以调节骨代谢、改善循环、抑制免疫、抗炎止痛及对症治疗为主；给予血液净化治疗（CVVH）清除体内代谢废物及细胞因子、维持内环境稳定，予莫西沙星、比阿培南抗感染治疗，予甲泼尼龙琥珀酸钠以抗感染治疗，予艾普拉唑钠抑酸护胃，予托拉塞米注射液以利尿消肿合磷酸氢钾、多种维生素等肠外营养支持，维持水电解质及酸碱平衡等，给予盐酸特拉唑嗪片、贝尼地平片、美托洛尔缓释片、沙库巴曲缬沙坦钠片控制血压，患者贫血、低蛋白血症，给予输入冰冻血浆、注射用重组人促红素以纠正贫血，给予盐酸苯海拉明注射液肌肉注射以预防过敏反应，嘱每天膀胱冲洗，预防泌尿系感染。其余待相关检查结果回示后再行调整诊疗方案。

三、护理

1. 护理问题/诊断

（1）疼痛：与关节肿痛有关。

（2）潜在并发症：包括感染性休克、高血压危象、颅内出血。

（3）体液过多：与肾功能衰竭导致水钠潴留有关。

（4）活动无耐力：与心功能不全、贫血、电解质紊乱有关。

（5）有损伤的危险：与血小板减少有关。

（6）有皮肤完整性受损的风险：与患者长期卧床有关。

（7）焦虑：与知识缺乏有关。

（8）知识缺乏：与缺乏该疾病知识有关。

（9）皮肤完整性受损：与疾病导致的血管炎性反应有关。

2. 护理措施

（1）疼痛：①评估疼痛的诱因、性质、持续时间，做好疼痛评分。②注意保暖、避免寒冷、潮湿加重关节疼痛。③遵医嘱给予中频脉冲治疗，脐火疗法温经通络，提升免疫力；放血疗法通络止痛。④指导患者使用放松技巧，转移注意力。

（2）潜在并发症。

感染性休克：①病情监测：生命体征，有无心率加快、脉搏细数、血压下降、脉压变小、体温不升或者高热。②给予氧气吸入，改善缺氧状况。③补充血容量：建立静脉通路，补充血容量。④控制感染：应用抗生素；病房内空气消毒；定期翻身叩背。⑤每天给予患者会阴护理，膀胱冲洗，预防尿路感染。

高血压危象：①遵医嘱口服降压药，监测血压变化。②做好患者健康宣教，不能自行停药，或者改变剂量。③饮食宜清淡，忌油腻。④病床上床挡，预防跌倒坠床发生。

颅内出血：与血小板减少有关。①指导患者及家属了解颅内出血的常见症状，突然出现头痛、视力模糊、喷射性呕吐甚至昏迷，双侧瞳孔大小不等，对光反射迟钝等症状时，应及时上报医生，紧急处理。②遵医嘱输入血小板。③剧烈咳嗽、便秘会引起颅内压增高，可能会导致颅内出血，指导患者预防感冒，保持大便通畅。

（3）体液过多：①做好患者及家属健康宣教，了解控制水钠摄入量的重要性，记录24h出入水量。②给予床旁透析，严密观察病情变化。③给予人血白蛋白静脉输入，改善水肿症状。④腹腔积液，给予腹腔引流。注意导管护理，翻身时预防导管滑脱。

（4）活动无耐力：①指导患者合理膳食，增加营养。②定期监测血常规、血小板、血红蛋白、电解质等指标。③循序渐进地增加活动。

（5）有损伤的危险：①病情观察：监测出血情况；注意观察患者口腔、鼻腔有无出血情况；观察大便颜色。②卧床休息，保持大便通畅，协助患者做好生活护理。③各项护理操作要轻柔，尽量减少穿刺、注射次数；静脉穿刺拔针后，延长按压时间，避免局部血肿形成。④穿刺针头选择小号。⑤保持床单位清洁、平整；衣服宜宽松舒适；用软牙刷刷牙。

（6）有皮肤完整性受损的风险：①定期协助患者翻身，翻身时避免拖、拉、拽等动作。每天观察骶尾部、足部等受压部位皮肤情况。②给患者使用气垫床，减轻皮肤受压。③保持功能位。

（7）自我形象紊乱：①指导患者改善身体外观的方法，如适当的装饰等，鼓励患者参加正常的社交活动，与人交谈。②提高适应能力：告知拓展知识，教会患者及家属相关的护理技术及技能。交代清楚注意事项，治疗后及出院后进行必要的生活指导。帮助患者及家属正确认识疾病所致的形体外观改变，提高对形体改变的认识和适应能力。③情感支持：医护人员的言行举止对患者的自我概念变化有着重要作用。因此，要以尊重和关心的态度与患者多交谈，鼓励患者以各种方式表达形体改变所致的心理感受，确定患者对自身改变的了解程度及这些改变对其生活方式的影响。

（8）焦虑：①关心体贴患者，使其心情舒畅。②避免寒冷、潮湿、过度疲劳及精神刺激。③注意生活起居，按时作息。

（9）知识缺乏：①责任护士向患者及家属讲解该疾病的相关知识。②教会患者功能锻炼的方法。③可以采用多样化健康宣教方法，如：文字、宣传册、健康教育讲座等。

（10）皮肤完整性受损：①遵医嘱给予药物治疗。②优质蛋白。③外出做好防晒，避免阳光直射。温水擦拭皮肤，禁用肥皂等洗脸。④保持口腔清洁，饭后漱口。

四、疾病相关

系统性红斑狼疮的临床发病率较高，患者通常需要长期服用药物治疗，以控制病情。因疾病自身，以及长期服药带来的副作用，患者承受着较大痛苦，不利于患者病情控制。如何采取有效的护理策略，减轻负面情绪，提高其自我效能水平，能够显著增强治疗信心，进而让患者建立起健康行为，具有重要的临床价值。同伴支持护理模式下，通过分享信息、情感、观念或行为技能等，能够产生积极的心理、行为影响。

同伴支持护理模式，用于系统性红斑狼疮患者，效果佳。这主要是因为，同伴支持者本身也是患者，同患者具有相似经历与体验，更能深切体会患者的处境。选定同伴支持者后，同伴支持者能够增强认知，并结合自身体验，对患者产生积极的影响。利用同伴支持互助，随时随地能够交流，同伴支持者能够利用自身经历与经验，介绍疾病的相关健康知识，为患者提供重要的精神支持，使其对治疗充满信心，鼓励患者持续接受治疗，提高患者的自我效能。并且能够全面掌握患者病情发展情况、身体恢复情况，确保治疗顺利，从而不断提高生活质量。

五、讨论分析

1. 日常生活

（1）注意避免阳光直射，外出穿长袖衣裤，打遮阳伞。禁止用肥皂等含有化学物质的物品。

（2）遵医嘱定期复查，定期监测血常规、肝肾功能等。

（3）定期进行血液透析。保持透析管固定在位，每天测体重。

（4）注意个人清洁卫生。保持口腔、会阴清洁，每天换内衣裤，穿棉质衣服。

（5）预防出血：可以用软牙刷刷牙，进软食。注意观察鼻腔、口腔、牙龈有无出血。

（6）每天监测血压变化，遵医嘱服用降压药。翻身、起床动作要缓慢。

（7）预防感冒，防止病情反复。

（8）做好避孕措施，疾病活动期，不宜口服含雌激素的避孕药。

2. 饮食指导

给予优质蛋白、高维生素、无刺激性的食物，忌食含有补骨脂素的食物，如芹菜、无花果、香菜、木耳等苜蓿类食物。

3. 用药指导

（1）中药宜饭后30min后温服。

（2）中药与西药的服用时间应间隔30min且服用非甾体抗炎药时应饭后服用，以减少对胃的刺激。

（3）遵医嘱用药，不可擅自停药或减药。

4. 情志护理

多与患者沟通，了解其心理状态，及时给予心理疏导，同时鼓励患者与他人多交流，鼓励家属多陪伴患者。保持情绪乐观、开朗，保证良好的睡眠。

5. 康复指导

（1）保持乐观情绪，做好长期疗养的思想准备。

（2）卧床时，保持关节功能位。

（3）可在病床上做手指保健操、四肢抬举、伸屈等被动运动。

（4）给予翻身叩背，定期更换卧位，防止压疮、下肢静脉血栓形成。

病例 ④ 急性呼吸衰竭的护理

一、病例简介

患者，男，74岁，退休职员，2023年6月28日入院。

主诉：气促1周，加重1d。

现病史：1周前无明显诱因出现活动后气促，当时未行诊治，近1d出现气促加重，就诊于医院急诊查胸部CT示病毒性肺炎，急诊以"病毒性肺炎"收入院。

既往史：高血压、糖尿病、痛风病史。

个人史：未到过疫区，否认不洁性生活史。无烟酒嗜好。

家族史：其一兄长患有心脏病。

检查：脉搏100次/分，呼吸10次/分，血压100/53mmHg，SPO_2：82%，患者意识浅昏迷，带气管插管，呼吸机辅助呼吸，模式为BAPAP模式，氧浓度100%，peep 5，双侧瞳孔等大等圆，直径约1.5mm，对光反射灵敏，听诊双肺呼吸音粗，可闻及喘鸣音，双肺下叶未闻及湿啰音，心律齐，听诊各心脏瓣膜未闻及病理性杂音，腹软，全腹无腹肌紧张，疼痛刺激四肢有活动，四肢活动正常，双下肢无水肿，病理征未引出。头胸部CT：①脑桥腔隙灶。②脑萎缩。③双肺间质性炎症。④右肺下叶钙化灶。⑤主动脉及冠状动脉粥样硬化。⑥双侧胸膜局限性增厚粘连，左侧少量胸腔积液。血清肌钙蛋白 I 测定：46.9ng/L，血清肌红蛋白测定：124.3μg/L。血清尿酸测定504μmol/L，糖化血红蛋白测定：7.9%，肺炎支原体血清学试验：1∶640，尿素测定：8.12mmol/L，各种白介素测定71.72pg/mL，肌酐测定：97μmol/L，氨基末端脑利钠肽前体：484.0ng/L，血浆D-二聚体测定：3288ng/mL。二氧化碳分压：29.8mmHg，氧分压：51.8mmHg，患者体温下氧合指数：90.3mmHg。

> 诊断 ①急性呼吸衰竭。②病毒性肺炎。③支原体肺炎。④高血压2级（极高危）。⑤低蛋白血症。

二、诊疗经过

1. 2023年6月28日

12：33：生命体征：体温37.0℃；脉搏100次/分；呼吸16次/分；血压89/56mmHg，氧饱和度：80%，意识为浅昏迷，双侧瞳孔等大等圆，直径约1.5mm，对光反射灵敏，患者烦躁遵医嘱给予咪达唑仑50mg，以5mL/h泵入，RASS评分–2分。遵医嘱泵入重酒石酸去甲肾上腺素注射液10mg，以0.095μg/（kg·min）泵入。协助医生中心静脉穿刺置管术颈内静脉外露5cm。

18：00：生命体征：脉搏69次/分，呼吸30次/分，血压142/71mmHg，氧饱和度：95%，意识为浅昏迷，双侧瞳孔等大等圆，直径约：1.5mm，对光反射灵敏，患者血气结果：pH：7.161；二氧化碳分压：80.3mmHg；氧分压：58mmHg；患者体温下氧合指数：56.1mmHg，患者肺部感染重，遵医嘱行俯卧位通气，遵医嘱给予患者咪达唑仑50mg，联合罗库溴铵注：射液50mg，均以5mL/h泵入。RASS评分：–2分。呼吸机模式为：BAPAP模式，氧浓度：100%，呼吸频率：15次/分。

2. 2023年7月5日

生命体征：脉搏84次/分，呼吸15次/分，血压98/59mmHg，氧饱和度：91%，意识为中昏迷，双侧瞳孔等大等圆，直径约1.5mm，对光反射灵敏。CRRT治疗：24h入量2734mL，出量735mL，小便675mL。

肌酐：312μmol/L；尿素：32.37mmol/L，K^+：6.1mmol/L，新冠病毒也容易损害肾组织，容易导致肾功能损伤或衰竭。行临时血滤导管穿刺术，于22：30遵医嘱行持续床旁静脉血液滤过，给予CVVHDF模式，肝素抗凝：3mL/h，中昏迷，血压：92/48mmHg，脉搏：78次/分，呼吸：17次/分，氧饱和度：91%，输入压为：–48mmHg，跨膜压：45mmHg，回输压：43mmHg，脱水量：200mL/h，血流速130mL/h，于7月8日11：00治疗完成，下机。

3. 2023年7月8日

17:05：监测血压70/42mmHg，通知医生，遵医嘱调节去甲肾上腺素注射液以0.35μg/（kg·min）泵入。

17:33：监测血压64/44mmHg，通知医生，遵医嘱调节去甲肾上腺素注射液以0.47μg/（kg·min）泵入。

17:40：患者心电监护呈一条直线，排除心电监护导联无脱落，无伪差信号，触摸颈动脉无搏动，观察双侧瞳孔等大等圆，直径为1.5mm，对光反应消失，立即给予持续胸外心脏按压，遵医嘱盐酸肾上腺素注射液1mg静脉注射。医生调节呼吸机参数，呼吸机支持呼吸。

17:54：经过14min积极抢救，患者恢复窦性心律，意识深昏迷，双侧瞳孔等大等圆1.5mm，对光反应消失。

4. 2023年7月9日

23:30：患者血压65/51mmHg，遵医嘱给予患者去甲肾上腺素0.47μg/（kg·min）泵入，心率下降至61次/分，立即告知医生。

23:42：患者心电监护呈一条直线，排除心电监护导联无脱落，无伪差信号，触摸颈动脉无搏动，观察双侧瞳孔等大等圆，直径为5mm，对光反应消失，通知医生，立即给予持续胸外心脏按压，遵医嘱盐酸肾上腺素注射液1mg静脉注射。医生调节呼吸机参数，呼吸机支持呼吸。

5. 2023年7月10日

00:14：做床旁心电图，心搏停止跳动。

00:20：经积极抢救30min后，患者仍无恢复自主呼吸、心率，双侧瞳孔散大固定，给予尸体料理，患者抬离重症医学科。

三、护理

1. 护理问题/诊断

（1）低效性呼吸形态：与双肺间质性炎症有关。

（2）舒适度减弱、皮肤完整性受损：与俯卧位有关。

（3）体温过高：与病毒性肺炎有关。

（4）出血：与使用抗凝药物，管路破裂有关。

（5）电解质紊乱：与肾功能损害有关。

（6）体液过多：与肾小球滤过率下降有关。

（7）潜在并发症：感染，心律失常。

2.护理措施

（1）低效性呼吸形态：①保持环境舒适与室内空气新鲜、洁净，保持合适温度及湿度。②呼吸机辅助呼吸，并给予俯卧位通气治疗。③保持呼吸道通畅，必要时吸痰，注意掌握吸痰技术，观察痰液的颜色、量及性状。及时添加湿化罐内的灭菌注射用水。④遵医嘱给予患者抗感染，镇静，肌松药。

（2）舒适度减弱、皮肤完整性受损：①密切监测生命体征变化，以及瞳孔意识变化。②遵医嘱给予患者镇静镇痛，提高患者耐受性与依从性，必要时加用保护性约束。加强观察导管刻度是否与俯卧位前一致，确保通畅，防止压迫、扭曲、移位、脱出等情况。③注意患者体位，尽量保持中轴位，应用软枕支撑身体的主要受力部位，确保支撑方法正确，避免胸腹部过度受压。④应采用头高足低位（反特伦德堡体位），以促进静脉血回流、降低眼压，减轻面部水肿。清醒俯卧位时，床头轻度抬高10°即可。⑤至少每2h调整1次头部位置，使用各种俯卧位床垫、头枕可降低压力性损伤的发生率。头部给予保护敷料或垫高头部15°～30°可减轻水肿发生。⑥俯卧位期间，如应用镇静、镇痛药物易导致患者眼睑松弛、眼球凸出、眼睑和球结膜水肿等眼部并发症。应做好眼部保护，及时使用眼部保护贴、涂眼药膏等。

（3）体温过高：①遵医嘱给予患者盐酸莫西沙星注射液250mL+美罗培南0.5g，每8h 1次抗感染。②给予患者冰块物理降温。③静脉输液复方氨基酸注射液（18AA），30g+脂肪乳注射液（c14-24）250mL，补充营养。④密切观察生命体征变化。

（4）出血：①观察出血症状：穿刺点有无渗血、皮肤黏膜淤血、瘀斑、出血、血尿、血便、血性引流液等。②CRRT治疗前监测凝血功能，选择合适的肝素剂量。CRRT治疗中按时监测PT/APTT调整肝素剂量。③一旦出血，及时处理，停止或者减少抗凝药物剂量，重新选择抗凝方案，必要时针对不同的抗凝剂给予相应的拮抗剂治疗。如肝素过量，以鱼精蛋白中和。④有效的预防措施会大大降低患者治疗过程中的出血风险。

（5）电解质紊乱：①严格记录24h出入液量。②严格限制食物及药物中钾的摄入量。③控制感染，因感染可加重高血钾及代谢性酸中毒。④避免辅注2周以上的库存血，以防血钾进一步升高。⑤及时纠正代谢性酸中毒。

（6）体液过多：①卧床休息，增加肾血流量，提高肾小球滤过率，减轻水肿。②准确记录24h出入量，入量包括饮水量、食物所含水量及输液量等，出量包括尿量、呕吐物、大小便量、CRRT治疗时的超滤量等。③连续精确的液体管理。④利尿，呋塞米20～40mL静推，注意观察尿量变化。

（7）潜在并发症。

感染：①严格手卫生。②严格无菌操作，导管接头注意消毒。③导管局部定时换药，保持局部清洁干燥，敷料有污染及时更换。④遵医嘱按时使用抗感染药物。

心律失常：①持续心电监护，密切观察患者的心率、节律、血压的变化。②准备好抢救药品、物品，抢救仪器固定放置。③注意血钾的变化。

四、知识拓展

导致肺通气或肺换气障碍的任何原因，都可引起呼吸衰竭。病因有：

1. 气道阻塞性病变

任何原因导致气道不通畅，气体不能有效地进入肺内进行气体交换，均可导致呼吸衰竭、气管-支气管炎症、肿瘤、异物等。慢性阻塞性肺疾病、支气管哮喘常见。

2. 肺组织病变

如肺部感染、重症肺结核、肺气肿、弥漫性肺纤维化、肺水肿、急性呼吸窘迫综合征（ARDS）、硅肺等。

3. 肺血管病变

如肺血管栓塞、肺毛细血管瘤。

4. 心脏疾病

各种缺血性心脏疾病、心肌病、心包疾病、严重的心律失常等均可引起通气、换气功能障碍，导致呼吸衰竭。

5. 神经肌肉病变

如脑血管病变、脑炎、脑外伤、药物中毒、电击等直接或间接抑制呼吸中枢；脊髓灰质炎、多发性神经炎、重症肌无力等累及呼吸肌。

五、讨论分析

呼吸衰竭的发病原因较多，呼吸、循环系统的多种病变，如气道阻塞、肺炎、心力衰竭等均可引起呼吸衰竭的发生。作为人体重要的生理机能，呼吸系统承担着机体碳氧交换的重要任务。当患者出现呼吸衰竭的时，机体可因为氧气水平下降而出现各重要脏器的功能衰竭。同时，因呼吸障碍所导致的二氧化碳潴留以及机体各器官对缺氧状态的代偿反应，还有可能引发严重的呼吸性中毒，危及患者的生命。系统护理是以整体观念为基础所提出的全新护理模式，强调护理服务要有条理性、预见性、整体性，护理人员需要根据患者的具体需求，规划出一条有效的护理途径，从而为患者提供更为全面的护理干预。

参考文献

[1]丘蕾，可钦，翟爱荣.内科临床疾病诊疗学[M].南昌：江西科学技术出版社，2018.

[2]王建法.实用内科临床诊疗[M].武汉：湖北科学技术出版社，2018.

[3]陈旻湖，杨云生，唐承薇.消化病学[M].北京：人民卫生出版社，2019.

[4]曾和松，汪道文.心血管内科疾病诊疗指南[M].北京：科学出版社，2019.

[5]彭文，白宇.内科疾病临床诊断思路实训指导[M].北京：科学出版社，2018.

[6]王鹏.实用临床内科诊疗实践[M].北京：科学技术文献出版社，2019.

[7]张晓立，刘慧慧，官霖.临床内科诊疗学[M].天津：天津科学技术出版社，2020.

[8]李宪伦，段军，张海涛.临床心血管血流动力学[M].北京：人民卫生出版社，2018.

[9]曾昭龙，陈文明.神经内科常见疾病诊断与治疗[M].郑州：河南科技出版社，2018.

[10]丁新生.神经系统疾病诊断与治疗[M].北京：人民卫生出版社，2018.

[11]刘镜，郎晓玲，于文超.实用临床内科诊疗学[M].北京：中国纺织出版社，2020.

[12]玄进，边振，孙权.现代内科临床诊疗实践[M].北京：中国纺织出版社，2020.

[13]苏小龙.内科诊疗技术与临床实践[M].哈尔滨：黑龙江科学技术出版社，2019.

[14]徐玮，张磊，孙丽君，等.现代内科疾病诊疗精要[M].青岛：中国海洋大学出版社，2021.

[15]王建敏.实用内科常见疾病护理[M].上海：上海交通大学出版社，2023.

[16]李杰.神经内科疾病诊断与防治[M].青岛：中国海洋大学出版社，2019.

[17]刘丽梅.内科常见病诊断思维[M].北京：科学技术文献出版社，2019.

[18]刘玉庆.临床内科与心血管疾病诊疗[M].北京：科学技术文献出版社，2019.

[19]贺艳霞.临床内科诊治技术[M].北京：中国纺织出版社，2019.

[20]吴明.实用消化内科疾病诊治[M].北京：科学技术文献出版社，2019.

[21]邓辉.内科临床诊疗实践[M].汕头：汕头大学出版社，2019.

[22]佟俊旺.现代内科处置精要[M].北京：科学技术文献出版社，2019.

[23]王岩.临床心内科疾病诊治[M].北京：科学技术文献出版社，2019.

[24]刘洋.内科疾病诊断与防治[M].北京：科学技术文献出版社，2019.